U0324887

Junseok Bae / Sang-Ho Lee

# Laser Spine Surgery

# 激光脊柱手术技术

主 编　〔韩〕　裴埈爽
　　　　　　　　李相昊

主 译　　　文天林　丁　凡
　　　　　　陶　晖　陈晓峰

天津出版传媒集团
天津科技翻译出版有限公司

著作权合同登记号：图字：02-2024-013

图书在版编目(CIP)数据

激光脊柱手术技术 / (韩) 裴埈爽, (韩) 李相昊主
编；文天林等主译. -- 天津：天津科技翻译出版有限
公司, 2025. 1. -- ISBN 978-7-5433-4554-6
Ⅰ. R681.5
中国国家版本馆 CIP 数据核字第 2024QN5021 号

First published in English under the title
Laser Spine Surgery
edited by Junseok Bae and Sang-Ho Lee
Copyright ⓒ Junseok Bae and Sang-Ho Lee,2021
This edition has been translated and published under licence from
Springer Nature Singapore Pte Ltd.

授权单位：Springer Nature Singapore Pte Ltd.
出　　版：天津科技翻译出版有限公司
出 版 人：方　艳
地　　址：天津市和平区西康路 35 号
邮政编码：300192
电　　话：022-87894896
传　　真：022-87893237
网　　址：www.tsttpc.com
印　　刷：天津新华印务有限公司
发　　行：全国新华书店
版本记录：787mm×1092mm　16 开本　10.5 印张　250 千字
　　　　　2025 年 1 月第 1 版　2025 年 1 月第 1 次印刷
　　　　　定价：128.00 元

(如发现印装问题,可与出版社调换)

# 译者名单

主　译　文天林　丁　凡　陶　晖　陈晓峰
副主译　贾治伟　李　伟　程　实　程　欢
译　者　（按姓氏汉语拼音排序）

蔡东岭　广州市番禺区中医院
陈　东　武汉科技大学附属普仁医院
陈　伟　武汉科技大学附属普仁医院
陈晓峰　广州市番禺区中医院
程　欢　安徽省霍山县医院
程　枚　武汉科技大学附属普仁医院
程　实　广东省人民医院
丁　凡　武汉科技大学附属普仁医院
都　颖　北京中医药大学东直门医院
傅光涛　广东省人民医院
高松森　安徽医科大学第一附属医院
顾　鹏　北京中医药大学东直门医院
郭伟俊　广州市番禺区中医院
韩桩汛　广州市番禺区中医院
胡财洪　武汉科技大学附属普仁医院
黄崇铨　广东省人民医院
黄梓君　武汉科技大学附属普仁医院
贾彦清　北京中医药大学东直门医院
贾治伟　北京中医药大学东直门医院
柯　晋　南方医科大学附属珠江医院
劳泽辉　广州市番禺区中医院
李　浩　广州市番禺区中医院
李　俊　武汉科技大学附属普仁医院
李　强　武汉科技大学附属普仁医院
李　伟　安徽医科大学第一附属医院

| 李佳衡 | 武汉科技大学附属普仁医院 |
| 李星萱 | 北京中医药大学东直门医院 |
| 刘　畅 | 安徽医科大学第一附属医院 |
| 刘东华 | 北京中医药大学东直门医院 |
| 彭　京 | 武汉科技大学附属普仁医院 |
| 申　楠 | 北京中医药大学东直门医院 |
| 孙　旗 | 北京中医药大学东直门医院 |
| 唐　昊 | 北京中医药大学东直门医院 |
| 陶　晖 | 安徽医科大学第一附属医院 |
| 田　宇 | 武汉科技大学附属普仁医院 |
| 万　松 | 武汉科技大学附属普仁医院 |
| 王　强 | 北京中医药大学东直门医院 |
| 王　懿 | 北京中医药大学东直门医院 |
| 魏明珠 | 北京中医药大学东直门医院 |
| 魏其鹏 | 广州市番禺区中医院 |
| 文天林 | 北京中医药大学东直门医院 |
| 谢骏贤 | 广州市番禺区中医院 |
| 谢宗均 | 北京中医药大学东直门医院 |
| 徐　教 | 北京中医药大学东直门医院 |
| 杨　涛 | 广东省人民医院 |
| 杨鹏飞 | 安徽省霍山县医院 |
| 姚本强 | 安徽省霍山县医院 |
| 姚孟宇 | 广东省人民医院 |
| 殷　实 | 北京中医药大学东直门医院 |
| 余双奇 | 武汉科技大学附属普仁医院 |
| 张　宝 | 四川省广元市中心医院 |
| 张厚君 | 北京中医药大学东直门医院 |
| 张陇豫 | 北京中医药大学东直门医院 |
| 张啟维 | 北京中医药大学东直门医院 |
| 张学俊 | 武汉科技大学附属普仁医院 |
| 钟　华 | 南方医科大学第五附属医院 |
| 钟国庆 | 广东省人民医院 |

# 编者名单

**C. H. Park**
Department of Anesthesiology and Pain Medicine, Wooridul Spine Hospital of Daegu, Daegu, Republic of Korea

**D. H. Bae**
Department of Neurosurgery, Chungdam Wooridul Spine Hospital, Seoul, Republic of Korea

**D.–J. Yun**
Department of Neurosurgery, Busan Wooridul Spine Hospital, Busan, Republic of Korea

**D. Seo**
Seoul Gimpo Airport Wooridul Spine Hospital, Seoul, Republic of Korea

**G. D. Shim**
Department of Anesthetic Pain Medicine, Chungdam Wooridul Spine Hospital, Seoul, Republic of Korea

**H. J. Keum**
Department of Neurosurgery, Chungdam Wooridul Spine Hospital, Seoul, Republic of Korea

**H.–Y. Lee**
Department of Neurosurgery, Gangbuk Wooridul Spine Hospital, Seoul, Republic of Korea

**J. Bae**
Department of Neurosurgery, Chungdam Wooridul Spine Hospital, Seoul, Republic of Korea

**J. H. Choi**
Department of Neurosurgery, Chungdam Wooridul Spine Hospital, Seoul, Republic of Korea

**J. Kim**
Department of Neurosurgery, Chungdam Wooridul Spine Hospital, Seoul, Republic of Korea

**J.–W. Seuk**
Department of Neurosurgery, Chungdam Wooridul Spine Hospital, Seoul, Republic of Korea

**J. Y. Cho**
Department of Neurosurgery, Gangbuk Wooridul Spine Hospital, Seoul, Republic of Korea

**K.–H. Moon**
Seoul Gimpo Airport Wooridul Spine Hospital, Seoul, Republic of Korea

**K. S. Moon**
Department of Neurosurgery, Seoul Gimpo Airport Wooridul Spine Hospital, Seoul, Republic of Korea

**O.–k. Baek**
Seoul Gimpo Airport Wooridul Spine Hospital, Seoul, Republic of Korea

**S.–H. Lee**
Chungdam Wooridul Spine Hospital, Seoul, Republic of Korea

**S.–H. Shin (*)**
Department of Neurosurgery, Chungdam Wooridul Spine Hospital, Seoul, Republic of Korea

**S.–J. Kim**
Department of Neurosurgery, Chungdam Wooridul Spine Hospital, Seoul, Republic of Korea

**S. K. Jeong**
Chungdam Wooridul Spine Hospital, Seoul, Republic of Korea

**S. M. Lee**
Department of Neurosurgery, Chungdam Wooridul Spine Hospital, Seoul, Republic of Korea

**S. S. Eun**

Department of Orthopedics, Chungdam Wooridul
Spine Hospital, Seoul, Republic of Korea

**Y.–j. Kim**

Department of Neurosurgery, Chungdam Wooridul
Spine Hospital, Seoul, Republic of Korea

**Y. S. Choi**

Department of Neurosurgery, Chungdam Wooridul
Spine Hospital, Seoul, Republic of Korea

# 中文版前言

脊柱作为人体的中轴结构,具有支撑身体、保护脊髓和神经根等重要功能。随着人们生活方式的改变,脊柱疾病的发病率逐年上升,给患者的生活质量和健康状况带来了极大的影响。传统的治疗方法虽然取得了一定的成效,但在某些情况下,仍存在软组织创伤大、治疗周期长、副作用明显等不足。激光手术作为一种简便、价廉的治疗手段,具有精准、微创、高效的特点,一直以其独特的优势在人类疾病的治疗中保持着不衰的地位,尤其在脊柱疾病治疗领域,激光治疗技术一直是众多医生与患者的选择。在此背景下,我们翻译了这部韩国专家编写的医学专著《激光脊柱手术技术》。

本书系统介绍了激光治疗在脊柱疾病中的应用原理、技术方法、临床实践及研究成果。它不仅深入剖析了激光治疗的基本原理和作用机制,还详细阐述了激光治疗在各类脊柱疾病中的具体应用和操作技巧。此外,书中还对激光治疗的安全性、疗效评估及未来发展趋势进行了全面探讨,为读者提供了一本既具有理论深度又兼具实践指导价值的指南手册。本书的出版无疑将为我国医学界带来新的启示和机遇,也将为脊柱疾病的患者和脊柱外科医生提供更多的治疗选择,它不仅能够拓宽医学视野,更能够激发创新思维,让我们在医学道路上走得更远、更稳。我们期待广大医务工作者能够积极学习和应用激光治疗技术,为患者提供更加安全、有效的治疗方案,为我国的医学事业做出更大的贡献。

在翻译过程中,我们力求保持原著的准确性和完整性,同时结合国内医学领域的实际情况,对部分内容进行了适当的调整和优化。我们希望通过这部译著,将国外先进的激光治疗理念和技术引入国内,推动我国脊柱疾病治疗领域的创新与发展。我们希望本书能够成为广大医务工作者学习和掌握激光治疗技术的重要参考,无论是初学者还是资深专家,都能从中汲取到宝贵的知识和经验,提高自己的专业水平和临床技能。我们也要清醒地认识到,激光治疗虽然具有诸多优势,但并非万能。在实际应用中,我们还需要根据患者的具体情况和疾病的性质,选择最合适的治疗方案,并结合其他治疗手段进行综合治疗。此外,我们还需要不断加强学习和研究,跟踪激光治疗技术的最新进展和研究成果,以便更好地服务于患者和推动医学事业的进步。

最后，我们要感谢原著作者的辛勤工作和无私奉献，也要感谢所有参与翻译和编辑工作的人员的辛勤付出。我们相信，在大家的共同努力下，本书一定能够成为一部具有深远影响的医学经典之作。

北京中医药大学东直门医院

2024 年 10 月 14 日

# 前　言

对于激光脊柱手术来说,小即是美。

微创脊柱手术是脊柱手术最近发展的明确方向。小切口和最小的组织损伤是其基本理念。然而,准确治疗疾病更为重要。在这一方面,激光脊柱手术对于微创脊柱手术来说至关重要。有了最准确、最精细的"光刀",我们可以通过显微镜和内镜进行非常精致的手术。早期关于激光脊柱手术存在很多质疑。由于激光脊柱手术的有效性已被许多学者的研究所证实,其应用正在扩展。激光在脊柱手术的许多领域都有优势,包括单纯椎间盘切除术或椎管狭窄减压术到纤维环成形术和粘连松解术等疼痛治疗。本书包含 Wooridul 脊柱医院激光脊柱手术技术的最新信息。本医院数十年来一直致力于将激光脊柱手术应用于临床实践,并扩大其适应证。我们希望本书能够帮助读者了解激光脊柱手术,并为患者提供更好的治疗。

裴埈爽　李相昊

韩国首尔

# 目　录

# 第 1 章

# 脊柱外科的演变：内镜和显微镜激光对技术的要求

Sang-Ho Lee，Seong Kyun Jeong，Junseok Bae

**摘要**

　　脊柱外科手术是发展最快的外科手术之一。在过去，开阔的视野对于识别解剖标志和到达病变部位是必要条件。因此，大切口是不可避免的。然而，大切口可能会对重要结构造成广泛的组织损伤，导致患者恢复延迟，术后出现不必要的疼痛。20 世纪 80 年代以来，激光辅助显微镜允许通过<1in（1in=2.54cm）的切口进行更深层次的手术，同时可以获得放大视图。在 20 世纪 90 年代，激光辅助脊柱内镜手术已成为可能，用于椎间盘手术的治疗性切口范围为 0.5~1cm。利用内镜或显微镜激光技术对于微创椎间盘手术以更小的切口进行更好的手术至关重要。使用激光的微创脊柱手术可以帮助患者更快地恢复日常生活，保持生活质量和时间经济性。微创激光脊柱手术现已存在于当下，而不是未来。

**关键词**

　　技术发展；微创显微镜手术；内镜激光手术

## 1.1 概述

　　脊柱外科手术是发展最快的外科手术之一。尤其是 20 世纪 90 年代以来，先进的光学技术、计算机诊断技术和激光技术的迅猛发展，使脊柱外科的治疗有了更有效、更安全的新方法。由于设备的发展和知识的积累，过去由脊柱外科大师们进行的外科手术，现在被以更精确、更微创和更先进的方式进行。

　　19 世纪晚期，在消毒技术和麻醉术被发明之后，现代脊柱外科手术正式形成。脊柱手术从减压手术开始，Macewen 医生在 1886 年报道了第一例椎板切除术[1]。脊柱外科手术在 20 世纪有了许多进步，特别是在脊柱融合领域。早在 1891 年，Hadra 医生就尝试了颈椎内固定术[2]，在 20 世纪，Albee 医生[3]和 Hibbs 医生[4]使用去皮的自体移植骨进行了后外侧关节融合术。此后，Gallie 医生利用 C1~C2 内固定术和自体移植术改进了该技术[5]，这种技术在随后的几十年内变得流行起来。20 世纪 50 年代，Harrington 医生引入

1

了一种使用钢棒和钩的脊柱内固定系统[6]，该系统结合了椎弓根螺钉和融合器，成为治疗畸形和创伤的主要方法。

以往每一种脊柱手术都是由拥有丰富经验、技术熟练的双手手术者主导。基于解剖学知识和手术经验，外科医生必须准确地发现病变，并安全地切除病变或修复固定脊柱中的重要结构。因此，在不破坏重要结构的情况下找到解剖标志，进入病变区域，宽阔的视野是必不可少的，因此，大切口是不可避免的。

然而，大切口会造成广泛的组织损伤，导致患者恢复延迟，并在手术后产生不必要的疼痛。特别是在椎间盘疾病中，不必要的组织损伤可加速椎间盘或关节突关节等脊柱结构退行性变，并诱发脊柱不稳定。它还可能导致椎间盘切除术后综合征、脊柱手术后综合征（PSSS）和腰椎手术失败综合征（FBSS）的发生。这些问题也是将组织损伤降到最低的手术技术——"微创脊柱手术"出现的背景。20世纪70年代中期以来，瑞士的Yaargil医生和美国的Marlis医生通过对显微镜神经外科的研究，为微创脊柱外科的创建做出了贡献[7,8]。

与其他外科不同，脊柱手术几乎总是在神经血管结构附近进行，所以只有当你直接看到手术部位时，才能实现安全有效的手术。直到20世纪70年代，仅用肉眼或放大镜进行的脊柱手术，需要一个很大的切口和肌肉剥离，才能使无影灯光线到达椎管的每一个角落。20世纪80年代以来，由Yaargil医生[7]和Caspar医生[9]开发并引入的显微镜手术技术，通过照亮肉眼难以看到的狭窄区域，并将患处放大15倍，克服了局限性。显微镜手术使更深层次的手术成为可能，传统的切口面积<1in，以获得放大视图。传统的大切口显微镜下椎间盘切除术可能会导致椎间盘高度塌陷，并可能与术后腰痛有关。

然而，激光辅助微创椎间盘切除术只需要一个小切口，可以保护椎间盘组织，并维持椎间盘高度，而不会发生椎间盘切除术后综合征。图像显示一例接受激光辅助微创椎间盘切除术而无椎间盘切除术后综合征的患者，与接受常规显微椎间盘切除术导致椎间盘切除术后综合征患者的比较（图1.1）。在20世纪90年代，一个长长的圆珠笔芯大小的小镜头可以插入身体的任何地方，捕获的图像可以在17in或更大的显示器屏幕上放大。从此，椎间盘的治疗切口范围达到0.5~1cm，内镜脊柱手术成为可能[10]。内镜下激光辅助纤维环成形术可以治疗椎间盘源性腰痛。由于这项新技术的改进，使有选择地、准确地切除病理性椎间盘，只留下最小的瘢痕成为可能。

要在内镜下切除严重突出的椎间盘组织，激光是必不可少的。LASER是"通过受激发射的辐射进行光放大（Light Amplification Stimulated Emission of Radiation）"的缩写，是将任何形式的能量转换成电磁辐射能的形式。Gordon Gould在1959年创造了这个术语[11]，紧接着在1960年，Theodore Maiman发明了这项技术的实用激光[12]。根据产生激光的装置和激光的类型，激光在发射光的波长、传输的能量、穿透组织的能量深度等方面都有所不同。用于医疗领域的激光器的典型类型包括KTP（KTiOPO4，磷酸钛钾）、Nd:YAG（钕:钇–铝–石榴石）、$CO_2$（二氧化碳）、Ho:YAG（钬:钇–铝–石榴石）、准分子激光、氩激光和染料激光。激光治疗有以下几种效果：①精确切除效果（内镜下头发直径的激光进入狭窄的神经孔）；②止痛效果（阻断分布于纤维环的疼痛神经）[13]；③椎间盘收缩和强化作用（突出椎间盘的收缩和椎间盘组织胶原的重塑）[14]；④止血作用（凝血）。1991年，美国食品药品监督管理局（FDA）对用于椎间盘手术的激光的长期稳定性进行了审查，

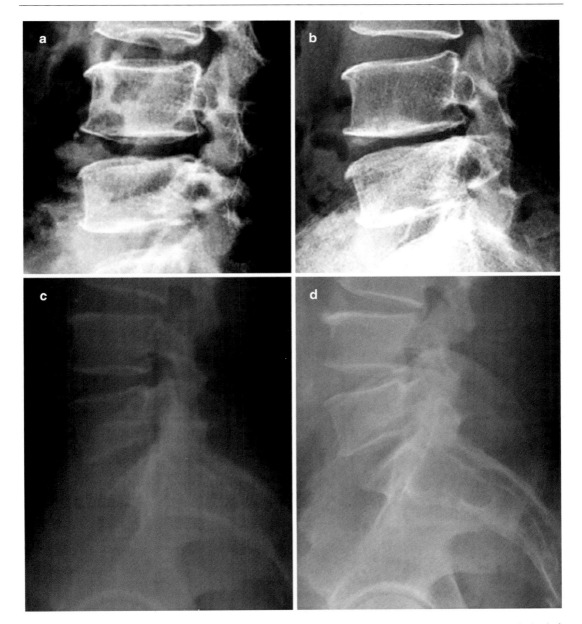

图 1.1　(a)一例行 L4~L5 水平传统椎间盘切除术患者的术前 X 线图像。(b)术后 2 年和 8 个月，椎间盘高度明显降低，引起腰痛。(c)一例行 L4~L5 水平激光辅助显微镜下椎间盘切除术患者的术前 X 线图像。(d)椎间盘高度和缓冲功能一直保留到激光辅助显微镜下椎间盘切除术后 20 年。

发现其有效且安全。

　　脊柱外科领域的第一代激光手术采用 Nd：YAG 激光和 KTP 激光。这是一种在没有内镜的情况下向椎间盘中心发射激光的手术。因此，在消融过程中不能观察到椎间盘内部，手术部位不太准确，椎间盘的后部仍

有神经损伤的风险。该手术的另一个问题是，激光的传输范围长达 4~10mm。这个过程可以很容易地进行，但要小心终板软骨坏死等副作用。1986—1995 年，Choy 医生及其同事使用 Nd：YAG 激光治疗了 389 例，持续 9 年，成功率为 75%，副作用的概率为 1%[15]。

1992 年, Davis 医生使用 KTP 激光治疗腰椎间盘, 成功率为 80%[16]。

第二代激光椎间盘手术采用 Ho:YAG 激光, 同时由 Sang-Ho Lee 医生、Hansjörg Leu 医生和 John Chiu 医生通过内镜直接确认纤维环内病变 (图 1.2)。1992 年, Gottlob 医生及其同事使用第一代 Ho:YAG 激光切除髓核[17]。Ho:YAG 激光器的传输浮动范围为 0.4mm, 灵敏且安全。与第一代激光不同, Ho:YAG 激光通过明亮清晰的内镜, 在混合抗生素盐水的灌注下, 它是一种选择性地只射击椎间盘后部的方法, 而不是椎间盘的中心。这种进入椎间盘环内和韧带下区域的第二代激光手术更接近病变部位, 成功率达到 90%[18]。对椎间盘源性腰痛患者疗效良好。但由于无法直接看到纤维环后的神经组织, 治疗部位存在盲点, 难以治疗巨大游离椎间盘和钙化的硬椎间盘突出。

进行第三代激光椎间盘手术时, 内镜不仅直接显示椎间盘后的纤维环, 还直接显示椎管和脊神经。Ho:YAG 激光在手术中已经发展成为一个灵活的激光, 具有侧面发射特性, 这些都很难用第二代激光器执行[19,20]。这是一种划时代的外科手术方法, 能够有效地治疗盲点。内镜下激光椎间盘切除术非常安全, 成功率提高到 95% 左右[10,21,22]。它也可以应用于大型的和继发性椎间盘突出症[18,23]。

第三代激光椎间盘手术是由英国[24]的 Martin Knight 医生、美国的 Anthony Yeung 医生[25]、本文作者 Sang-Ho Lee 医生和他在韩国 Wooridul 脊柱医院 (WSH) 的脊柱椎间盘手术团队同时合作开发的[26]。Martin Knight 医生提高了内镜激光椎间孔成形术的安全性, 并在手术现场通过与患者实时沟通发现腰痛的主要原因是直接触及椎间孔区域的神经结构[27]。他的激光内镜手术被称为"外–内技术"。Thomas Hoogland 医生通过铰刀进行椎间孔成形术的"外–内"技术以进行椎间盘突出切除术[28]。1996 年, Anthony Yeung 医生通过改造德国制造的前列腺手术内镜, 发展了 Yeung 脊柱内镜系统 (YESS)[25]。1997 年, 他还发明了激光辅助的"内–外技术"[29]。从 1991 年开始, Sang-Ho Lee 医生开始使用 Ho:YAG 激光结合内镜去除椎间盘组织, 即"碎片", 并称之为"纤维环内后纵韧带下碎片切除术"。在碎片切除术中, 只有碎片被移除, 而髓核的正常部分被保留, 因为其轨迹是通过后纵韧带下的纤维环, 而不是朝向椎间盘的中心。因此, 它可以保护椎间盘的缓冲功能和高度。在 2000 年举行的美国

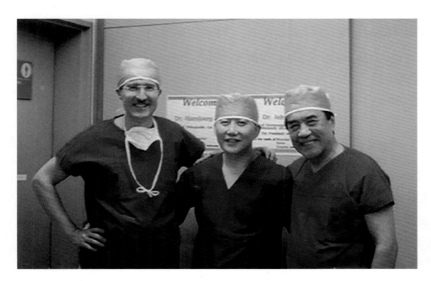

图 1.2　Hansjorg Leu 医生、Sang-Ho Lee 医生和 John Chiu 医生在 2001 年 5 月的合影。

微创外科手术会议上，Martin Knight 医生、Anthony Yeung 医生和 Sang-Ho Lee 医生分别概述了他们的技术（图 1.3）。

内镜下激光修复纤维环撕裂，椎间盘内的纤维环再生以消除腰痛[30]。如今，这些内镜下激光椎间盘手术在世界范围内广泛应用，2018 年，美国政府和学术协会批准了由国际微创脊柱外科学会（ISMISS）的 Parviz Kambin 医生和 Hansjörg Leu 医生发起的内镜下椎间盘治疗的医疗保险（图 1.4）。在迈阿密大学医院和耶鲁医学院附属医院，内镜手术被纳入常规脊柱医生培训项目，2019 年，北美脊柱外科协会也将该手术纳入了正式的教育计划（图 1.5）。

对于显微镜手术和内镜手术，激光对于用更小的切口进行更好的手术至关重要，通过小切口保存中央和前方椎间盘组织，而无须进行大的环状切开术。激光优于传统的不锈钢手术器械，如手术刀、剪刀和手术钳。不仅包括硬组织和软组织，还包括骨骼和椎间盘，都可以被精确地切开、切除，良好地汽化和收缩，使用激光在手术中出血更少[18,31]。此外，组织中几乎没有发生水肿。激光显微手术可用于颈椎和腰椎间盘退行性变、纤维环手术、颈胸椎后纵韧带肥大和骨化[32]、颈椎病、椎管内硬膜外肿瘤切除。毫瓦级的低功率和可精细控制的能量激光是一种强大的武器，它能够在显微镜下精确瞄准，从而准确、精细地进行困难的手术操作。

## 1.2　结论

即使是小切口，也能在不破坏正常结构的情况下修复病变的时代已经到来。

这要归功于先进的光学技术的发展，使手术医生即使是在小切口上也能看得很清晰，计算机辅助导航技术使外科医生在不损伤邻近区域的基础上能够精确地发现病变，先进的激光技术没有使用不锈钢手术刀，而是一把非常薄的激光刀。微创脊柱手术使用显微镜和内镜激光，术中在良好的照明下用盐水灌注，指导患者术后更快地恢复日常生活，提高生活质量和时间经济性[20]。微创激光脊柱手术现已存在于当下，而不是未来。

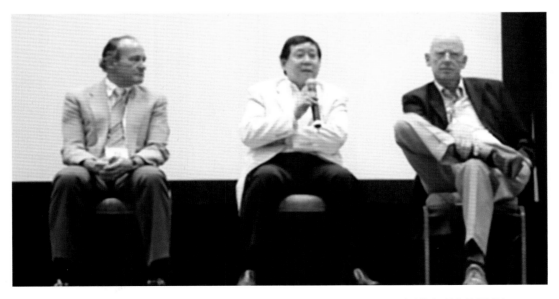

图 1.3　Martin Knight 医生、Anthony Yeung 医生和 Thomas Hoogland 医生（从左到右的顺序）。

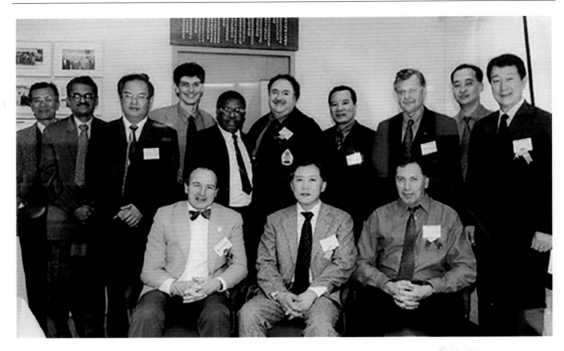

图 1.4 2002 年 Spine Total Care 会议的参与者中，Martin Knight 医生、Sang-Ho Lee 医生和 Reuven Gepstein 医生坐在前排（从左到右的顺序）。

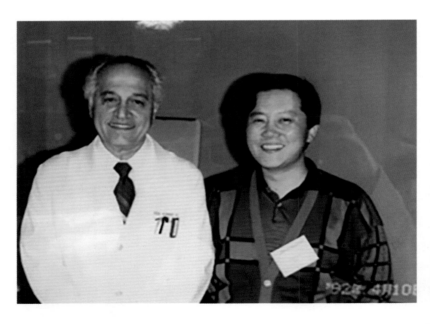

图 1.5 Parviz Kambin 医生和 Sang-Ho Lee 医生摄于 1992 年。

（丁凡 唐昊 都颖 译）

## 参考文献

1. Pyogenic infective diseases of the brain and spinal cord: meningitis, abscess of brain, infective sinus thrombosis. Glasgow Med J. 1894;41(1):57–63.
2. Hadra BE. Wiring the spinous processes in Pott's disease. JBJS. 1891;4(1):206–10.
3. Albee FH. Transplantation of a portion of the tibia into the spine for Pott's disease: a preliminary report

1911. Clin Orthop Relat Res. 2007;460:14–6.

4. Hibbs RA. An operation for progressive spinal deformities: a preliminary report of three cases from the service of the orthopaedic hospital. 1911. Clin Orthop Relat Res. 2007;460:17–20.

5. Gallie WE. Fractures and dislocations of the cervical spine. Am J Surg. 1939;46(3):495–9.

6. Harrington PR. The history and development of Harrington instrumentation. Clin Orthop Relat Res. 1973;93:110–2.

7. Yasargil MG, editor. Microsurgical operation of herniated lumbar disc. Berlin, Heidelberg: Springer; 1977.

8. Malis LI. Neurosurgical photography through the microscope. Clin Neurosurg. 1981;28:233–45.

9. Caspar W, editor. A new surgical procedure for lumbar disc herniation causing less tissue damage through a microsurgical approach. Berlin, Heidelberg: Springer; 1977.

10. Lee S-H. Percutaneous cervical discectomy with forceps and endoscopic Ho: YAG laser. Lasers in the musculoskeletal system. Berlin, Heidelberg: Springer; 2001. p. 292–302.

11. Solon LR, Aronson R, Gould G. Physiological implications of laser beams. Science. 1961;134(3489):1506–8.

12. Andrew HR, editor. Theodore Harold Maiman and the invention of laser. New York: Photonics, Devices, and Systems IV; 2008.

13. Lee JH, Lee SH. Clinical and radiographic changes after percutaneous endoscopic cervical discectomy: a long-term follow-up. Photomed Laser Surg. 2014;32(12):663–8.

14. Whipple TL, Caspari RB, Meyers JF. Laser subtotal meniscectomy in rabbits. Lasers Surg Med. 1984;3(4):297–304.

15. CHOY DS. Clinical experience and results with 389 PLDD procedures with the Nd: YAG laser, 1986 to 1995. J Clin Laser Med Surg. 1995;13(3):209–13.

16. Davis J. Early experience with laser disc decompression. A percutaneous method. J Fla Med Assoc. 1992;79(1):37–9.

17. Gottlob C, Kopchok GE, Peng SK, Tabbara M, Cavaye D, White RA. Holmium: YAG laser ablation of human intervertebral disc: preliminary evaluation. Lasers Surg Med. 1992;12(1):86–91.

18. Shin SH, Bae JS, Lee SH, Keum HJ, Jang WS. Transforaminal endoscopic discectomy for hard or calcified lumbar disc herniation: a new surgical technique and clinical outcomes. World Neurosurg. 2020;143:e224–e31.

19. Lee S-H, Gastambide D, editors. Perkutane endoskopische Diskotomie der Halswirbelsäule. Minimal-invasive Verfahren in der Orthopädie und Traumatologie. Berlin: Springer; 2000.

20. Gastambide D, Peyrou P, Lee SH. Discectomia cervicale percutanea. EMC Techniche Chirurgiche Chirurgica Ortopedica. 2005;1(1):1–7.

21. Choi G, Lee SH, Bhanot A, Raiturker PP, Chae YS. Percutaneous endoscopic discectomy for extraforaminal lumbar disc herniations: extraforaminal targeted fragmentectomy technique using working channel endoscope. Spine (Phila Pa 1976). 2007;32(2):E93–9.

22. Choi G, Lee SH, Lokhande P, Kong BJ, Shim CS, Jung B, et al. Percutaneous endoscopic approach for highly migrated intracanal disc herniations by foraminoplastic technique using rigid working channel endoscope. Spine (Phila Pa 1976). 2008;33(15):E508–15.

23. Lee S-H, Ahn Y. Percutaneous endoscopic cervical diskectomy and stabilization. Endoscopic spine surgery and instrumentation. New York: Thieme; 2005. p. 59–65.

24. Knight MT, Vajda A, Jakab GV, Awan S. Endoscopic laser foraminoplasty on the lumbar spine-early experience. Minim Invasive Neurosurg. 1998;41(1):5–9.

25. Yeung AT. Minimally invasive disc surgery with the Yeung Endoscopic Spine System (YESS). Surg Technol Int. 1999;8:267–77.

26. Lee S, Lee S, Park K, Lee I, Sung K, Kim J, et al. Comparison of percutaneous manual and endoscopic laser diskectomy with chemonucleolysis and automated nucleotomy. Der Orthopade. 1996;25(1):49–55.

27. Savitz MH, Savitz MH, Chiu JC, Yeung AT. The practice of minimally invasive spinal technique. Lima: Wyndham Hall Press; 2005.

28. Schubert M, Hoogland T. Endoscopic transforaminal nucleotomy with foraminoplasty for lumbar disk herniation. Operative Orthopadie Traumatologie. 2005;17(6):641–61.

29. Lewandrowski KU, León JFR, Yeung A. Use of "inside-out" technique for direct visualization of a vacuum vertically unstable intervertebral disc during routine lumbar endoscopic transforaminal decompression: a correlative study of clinical outcomes and the prognostic value of lumbar radiographs. Int J Spine Surg. 2019;13(5):399–414.

30. Ahn Y, Lee SH. Outcome predictors of percutaneous endoscopic lumbar discectomy and thermal annuloplasty for discogenic low back pain. Acta Neurochir. 2010;152(10):1695–702.

31. Lee SH, Ahn Y, Lee JH. Laser-assisted anterior cervical corpectomy versus posterior laminoplasty for cervical myelopathic patients with multilevel ossification of the posterior longitudinal ligament. Photomed Laser Surg. 2008;26(2):119–27.

32. Seokjin K, Junseok B, Sang-Ho L. Transthoracic microsurgical anterior decompression without fusion for ossification of the posterior longitudinal ligament in the thoracic spine. J Neurosurg Spine. 2020;2020:1–9.

# 第 2 章

# 脊柱激光的物理学和一般原理

Shin-Jae Kim , Junseok Bae

**摘要**

　　激光(LASER)表示通过原子受激辐射的光现象。与其他医学领域相比,激光在脊柱外科手术中的应用还不广泛。然而,使用激光进行手术时,最大限度地减少对周围正常结构的损伤(包括神经组织)是一个很大的优势。目前,显微镜下椎间盘切除术主要采用二氧化碳激光,内镜椎间盘切除术时主要采用钬:YAG(Ho:YAG)激光和钕:YAG(Nd:YAG)激光。随着介质的多样化和激光机器的发展,各种类型的激光正在被开发,因此我们期待着有一天它们将被应用于脊柱外科手术,并不断发展。

**关键词**

　　激光;二氧化碳激光;钬:YAG 激光;钕:YAG 激光;经皮激光椎间盘减压术;激光脊柱手术

## 2.1 概述

　　LASER 表示通过原子受激辐射的光现象。1917 年,在爱因斯坦关于辐射的量子理论的论文中提到的感应发射概念的基础上,激光开始发展。1960 年,Theodore H. Maiman 首次成功地研制出 694nm 的红宝石激光后,创建了"激光"这一术语,此后激光有了很大的发展。目前,激光在临床上应用于医疗器械,主要应用于皮肤科、整形外科、耳鼻喉科和泌尿外科,并以多种方式使用。然而,与其他医学领域相比,激光在脊柱外科手术中的应用还不广泛。本章将概述激光的基本原理和激光应用于临床脊柱外科手术领域的原因。然后,将概述目前主要应用于脊柱手术的二氧化碳激光、钬:YAG(Ho:YAG)激光和钕:YAG(Nd:YAG)激光。

## 2.2 激光物理基础

　　激光基本上由 4 个部分组成:外部能源、介质、光学腔和将激光输送到治疗部位的输送系统(图 2.1)。

　　1.外部能源

　　为了制造激光器,必须有几种类型的外部能源,如闪光灯、电流和半导体。能源刺激由固体、液体、气体等组成的介质原子发射一定波长的光子,由此形成的一些光子又刺激其他原子。这些作用由链式反应

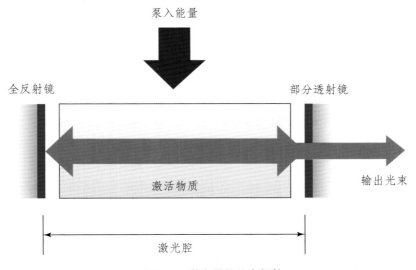

图 2.1　激光器的基本部件。

组成，并在短时间内产生一种特殊的光能放大。

2.介质

目前，红宝石、紫翠玉、Nd:YAG 和 Nd-玻璃作为一种固体介质被广泛应用。液体介质包括若丹明等染料，而气体介质包括氩气、氦-氮、二氧化碳、准分子、金属、蒸汽等。近年来，如二极管激光器等半导体已被广泛使用。它们被包含在一个被称为头或管的光学腔中。根据所使用的介质对激光进行命名，并且它有几个波长，如紫外线、可见光和红外线。

3.光学腔

因为在含有介质的光学腔两端平行安装了反射镜，它的作用是反射从介质中散发的光子。这种反射的光子不断刺激介质，引起连锁反应。光学腔的一侧配备不透光而只反射的反射镜；另一侧则配备部分透射镜，只在某个方向透射光。

4.输送系统

这种放大后的光通过铰接臂、光纤、显微操纵器和光纤激光器等输送装置发射到达目标。该激光器具有单色度、均匀准直性和单波长的相干特性。此外，它还具有的一

个特点是可以暂时显示出强亮度和集中作用力在需要治疗的病变上。

激光腔内的激光介质由两个反射镜组成，一个是高反射镜（HR），另一个是半透明透射镜，还有一个能源，它可以是电、射频、闪光灯或激光灯。激光介质由原子组成，它包含在稳定状态下围绕原子核运行的电子。当能源的能量被泵入激光介质时，电子被激发到一个高能量轨道上。从本质上说，被激发的电子被迫回到它们的稳定状态。当这种情况发生时，这种电子以一种被称为光子的粒子形式来释放能量。释放的光子引发一种被称为受激发射的连锁反应，光子（作为一种能量来源）激发它遇到的原子，使它们也释放光子。当受激辐射在两个镜之间建立时，这种效应被放大。通过半透明透射镜逃逸的光子产生相干的、准直的、单色的激光束。

目前，有很多类型的激光器，但基本上它们与选择性光裂解原理相同（使用适当波长的激光器只破坏一个特定的组织，同时保留周围的组织）。大多数医用激光设计用于控制功率和脉冲长度。一般来说，脉冲的长度与激光器的波长或输出一样重要。激光以连续或脉冲模式工作。当使用连续模式照射

一束连续的光束,如果超过散热时间,可能会引起燃烧。脉冲类型分为长脉冲、短脉冲和 Q 开关模式,而且 Q 开关可以在每个脉冲之间累积能量,瞬间输出高能量。

## 2.3　激光在脊柱外科手术中的应用

激光在脊柱手术中的优点如下。

(1)疼痛最小化:疼痛是由有神经感受器的损伤引起的。通过使用激光,外科医生可以尽量减少对正常结构的损伤。

(2)减少恢复时间:恢复时间受到手术过程中发生的并发症的影响,如大切口、开放的血管和对重要器官的意外损伤。外科医生可以尽量减少对这些并发症的影响(烧灼血管,控制重要器官周围的能量)。

(3)缩短手术时间:当出现入路问题时,就会延长手术时间,不得不处理出血,保护重要器官的准备工作,以及不断更换多种器械来切割、凝结和回缩。激光可以改善入路、控制出血,控制重要器官周围的能量,并结合外科手术功能。

## 2.4　激光治疗经皮激光间盘减压术(PLDD)的原理

PLDD 是一种通过内镜将激光探针插入椎间盘间隙或直接发射激光来缓解疼痛的手术。该手术利用显微镜和应用激光能量实现减压和神经控制[1,2]。PLDD 是一种微创手术,旨在显著减轻患者的疼痛,并使患者从神经功能缺损中恢复[3]。一定数量的热量通过吸收能量系数调整对椎间盘软组织的激光传输,允许水从椎间盘上蒸发而没有额外的热损伤而进行减压,并形成稳定的椎间盘内瘢痕。随着激光技术的发展,使用许多新介质的激光已被开发。然而,到现在为止,激光在脊柱领域中的应用非常有限。目前,$CO_2$

激光采用显微镜进行椎间盘切除术,Ho:YAG 激光主要用于使用内镜进行 PLDD 手术[4,5]。图 2.2 显示了 3 种激光器的波长对比图。图 2.3 显示激光吸收功率和组织穿透功率。由于每种激光的穿透程度不同,因此可以作为手术器械应用的激光类型有限。例如,Ho:YAG 激光可消融软组织,如椎间盘和硬组织,如骨赘则不能消融[6]。因此,Ho:YAG 激光的低穿透率使其成为激光脊柱手术的理想器械。

## 2.5　二氧化碳激光

二氧化碳($CO_2$)激光是由 Patel 在 1964 年首次引入的,并在接下来的 20 年里作为一种切口工具被广泛应用于许多外科领域,包括神经外科[7]。1984 年,它获得了 FDA 的批准,这使得激光的医疗使用更加普遍。目前,$CO_2$ 激光被认为是诊断和治疗设备中不可或缺的一部分。$CO_2$ 激光产生主波长带为 10 600nm 的红外光束(图2.4)。氮和 $CO_2$ 分子之间的碰撞转能具有足够的效率来诱导 $CO_2$ 的振荡激发,以诱导激光操作所需的粒子数反转[8]。$CO_2$ 激光机与显微镜对接,使激光束精确地照射到微小的区域(图 2.5)。

$CO_2$ 激光作为切割工具吸引了人们的关注。它们可封闭<0.5mm 的淋巴管和血管,可减少术中出血和术后肿胀。$CO_2$ 激光比其他类型的激光发射更长的波长。$CO_2$ 激光的穿透深度(0.03mm)非常安全(图 2.6)。小血管的凝固、淋巴管封闭,周围神经纤维的消融均在使用 $CO_2$ 激光的试验研究中有所报道。这种密封性操作减轻了术后的疼痛。

$CO_2$ 激光还能减少术中出血和术后肿胀,为患者提供更多的舒适和促进术后伤口愈合进程。受到热损伤的组织和周围完整的组织之间的结合处非常明显。$CO_2$ 激光可以在没有物理力的情况下通过周围组织蒸发,

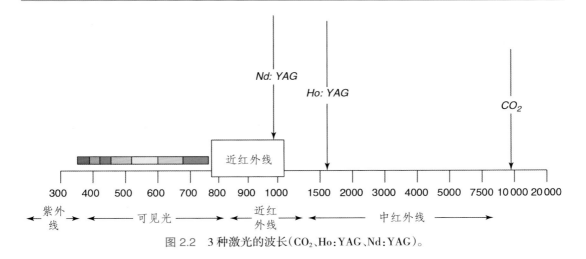

图 2.2 3 种激光的波长($CO_2$、Ho:YAG、Nd:YAG)。

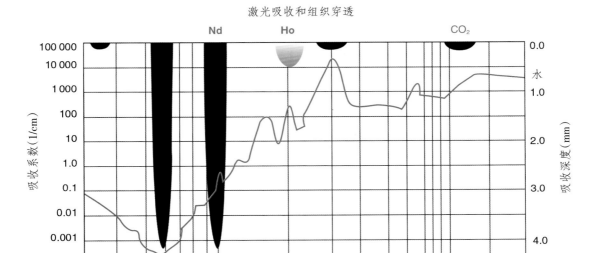

图 2.3 3 种激光($CO_2$、Ho:YAG、Nd:YAG)的激光吸收和组织穿透能力。

密封血管并减少出血。因此,它可以用于需要无血观察的手术过程。它还可以通过组织损伤的热蒸发来对伤口进行消毒。该设备的缺点是价格昂贵,操作人员需要花时间来适应,而且复杂的操作在技术上是很困难的。因此,需要更多的重复来获得必要的经验和实践。如果激光使用不当,会有火灾的风险。它还会损害眼角膜。因此,有必要保护外科医生和患者的眼睛。组织蒸发释放的气体含有过量的

$CO_2$ 或病毒颗粒,这可能对人体有害。

## 2.6 钬:YAG(Ho:YAG)激光

Ho:YAG 是目前最常用的激光消融治疗方法。Ho:YAG 激光因其低组织穿透而被认为是最安全的激光[9]。近红外线(2100nm)(图 2.7)Ho:YAG 激光的波长可以被水吸收,这有利于内镜下消融软组织,同时保护

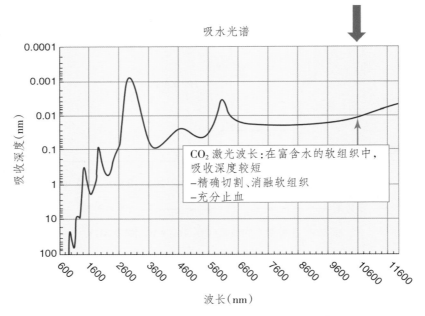

图 2.4　$CO_2$ 激光的吸水光谱。

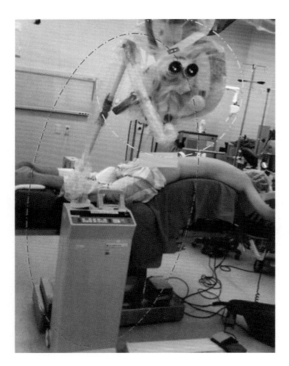

图 2.5　$CO_2$ 激光装置与显微镜对接。

更深的组织结构。自从 Kambin 和 Schaffer 首次引入腰椎间盘突出症，内镜治疗腰椎间盘突出症的患者已经稳步发展。目前主要使用的内径 7mm 的经皮内镜可以获得更宽的内镜视野，而 Ho:YAG 激光的引入显著改善了脊柱内镜手术。

　　Ho:YAG 激光主要用于椎间盘突出症等的内镜治疗。通过连续的生理盐水渗透，它可以穿透 0.3mm 以下的组织，并有效地将其切除、去除或汽化。Ho:YAG 激光对周围正常组织和神经组织损伤的风险极低，并且它通过光纤传输。这种效应在水介质中增强，水介质将能量集中在激光接触组织处形成的空气泡中。

## 2.7 钕:YAG(Nd:YAG)激光

　　Nd:YAG 激光比 Ho:YAG 激光更早问世，但没有用于深层组织穿透。然而，Nd:YAG 激光也可以像 Ho:YAG 激光一样，通过调整其波长来提供浅层的组织穿透[10]。使用 Nd:YAG 激光的优点包括激光更容易控制、制造费用更少和可能同等的有效性[11]。据我们所知，目前还没有关于 1414nm Nd:YAG

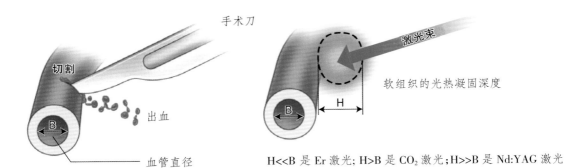

H<<B 是 Er 激光；H>B 是 $CO_2$ 激光；H>>B 是 Nd:YAG 激光

图 2.6　$CO_2$ 激光与手术刀的穿透深度比较。

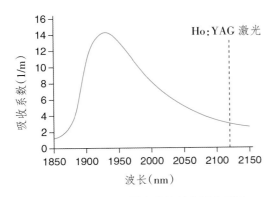

图 2.7　Ho:YAG 激光的波长和吸收系数。

激光在椎管内使用的报道。本研究的目的是探讨 1414nm Nd:YAG 激光下行内镜激光消融术的有效性和安全性。Nd:YAG 是一种晶体，被用作固体激光的激光介质。在较早的发展阶段其是基于 Ho:YAG 和铒:YAG 的

激光器。同样，它们的输出波长也较长，分别为 1.6μm 和 2.9μm。

## 2.8 结论

激光 PLDD 在脊柱外科手术中的概念尚未广为人知。然而，当使用激光进行手术时，最大限度地减少对周围正常结构的损伤是一个很大的优势。目前，$CO_2$ 激光用于显微镜椎间盘切除术，Ho:YAG 激光和 Nd:YAG 激光用于内镜椎间盘切除术。随着介质的多样化和激光器的发展，各种类型的激光器正在发展之中，所以我们期待有一天它们将在脊柱手术中被应用和发展。

（孙旗　万松　陈伟　译）

## 参考文献

1. Ahn Y, Lee U. Use of lasers in minimally invasive spine surgery. Expert Rev Med Devices. 2018;15(6):423–33.
2. Boult M, Fraser RD, Jones N, Osti O, Dohrmann P, Donnelly P, et al. Percutaneous endoscopic laser discectomy. Aust N Z J Surg. 2000;70(7):475–9.
3. Radcliff K, Vaccaro AR, Hilibrand A, Schroeder GD. Lasers in spine surgery. JAAOS. 2019;27(17):621–32.
4. Casper GD, Hartman VL, Mullins LL. Results of a clinical trial of the holmium:YAG laser in disc decompression utilizing a side-firing fiber: a two-year follow-up. Lasers Surg Med. 1996;19(1):90–6.
5. Casper GD, Mullins LL, Hartman VL. Rapid communication: laser-assisted disc decompression: a clinical trial of the holmium: YAG laser with side-firing fiber. J Clin Laser Med Surg. 1995;13:27–32.
6. Hafez M, Coombs R, Zhou S, McCarthy I. Ablation of bone, cartilage, and facet joint capsule using Ho:YAG laser. J Clin Laser Med Surg. 2002;20(5):251–5.
7. Dumitras DC. $CO_2$ laser: optimisation and application. Măgurele: National Institute for Laser Plasma and Radiation Physics; 2012.
8. Witteman WJ. The $CO_2$ laser. Berlin: Springer; 2013.
9. Moon BJ, Lee HY, Kim KN, Yi S, Ha Y, Shin DA. Experimental evaluation of percutaneous lumbar laser disc decompression using a 1414 nm Nd:YAG laser. Pain Phys. 2015;18:E1091.
10. Jayasree R, Gupta AK, Bodhey NK, Mohanty M. Effect of 980-nm diode laser and 1064-nm Nd:YAG laser on the intervertebral disc—in vitro and in vivo studies. Photomed Laser Surg. 2009;27(4):547–52.
11. Marguet CG, Sung JC, Springhart WP, L'esperance JO, Zhou S, Zhong P, et al. In vitro comparison of stone retropulsion and fragmentation of the frequency doubled, double pulse Nd:YAG laser and the holmium:YAG laser. J Urol. 2005;173(5):1797–800.

第 **3** 章

# 在脊柱手术中设置激光

Shih Min Lee, Junseok Bae

**摘要**

在过去的几十年里,激光脊柱手术取得了许多进步。其已经帮助许多患者摆脱了疼痛。通过激光手术在脊柱疾病治疗中的应用,在腰椎神经根病变、腰椎间盘源性腰痛、复发性腰椎间盘突出症手术,颈椎椎间孔成形术,后纵韧带骨化(OPLL)切除术,以及腰椎间盘囊肿切除术等方面展开了具有优势的手术。其具有减少术中出血、减少术后水肿、清洁切口,以及减少术后炎症等优点。

虽然激光手术的手术室(OR)设置在许多方面与传统的开放入路相似,但其他设备,如激光器、显微镜、内镜、视频显示器、C形臂和O形臂需要额外的空间,必须进行安排以优化工作流程。本章回顾了手术室布局、激光器、机器的设置和设备放置的一般概念,以帮助许多想要了解如何在其他领域中使用激光器的医生,以及他们在手术室进行激光手术设置时起到一定的指导作用。

**关键词**

手术室设置;激光器;$CO_2$ 激光;Ho:YAG激光

## 3.1 一般手术室布局

手术室的基本设计从 20ft×20ft (1ft=0.3048m)的矩形空间开始,尽管更大的尺寸约为 30ft×30ft 的手术室将更适合进行更广泛的激光手术,如开放式显微镜手术或内镜手术。手术室应该有充足的带有温度控制的通风渠道和足够的存储空间存放手术物品。为了防止不必要的传染性微生物的生长,需要层流空气流通系统。

## 3.2 激光脊柱手术设备

手术室内设备的布置对于手术来说是非常重要的步骤。激光脊柱手术所需的几种设备如下,其他内镜脊柱手术或微创脊柱手术也有提及。

- 手术台:一个透射性手术台是脊柱外科手术成功的关键,即使是激光手术。
- 激光器
  - Ho:YAG 激光。
  - Nd:YAG 激光。
  - $CO_2$ 激光。
- 透视机:C 形臂或 O 形臂。

- 射频发生器。
- 显微镜。
- 内镜推车：这个检查车包含一个视频显示器、一个光源、一个记录设备和一个灌注泵。
- 电动高速磨钻控制台。
- 麻醉台：配有输液泵、急诊药物、脉搏监测仪、血氧饱和度、血压、心电图监测仪。
- 用于内镜手术的灌注液支架。
- 计算机控制台方便获取患者的信息，如影像学图像。

应安排几种设备，以适应整个外科手术团队的最佳流程工作。手术台应位于手术室中央，并能够在手术期间通过无线电传输来查看透视图像。手术台应该根据外科医生的需要来进行控制，如允许充分弯曲和上下移动。然后，将麻醉机和显微镜放置在患者的头侧。麻醉机应保持在手术过程中不需要移动的位置，重要的是，不要让插管离患者太远，以免中断与插管的连接。

对于开放式显微镜手术入路，应调整显微镜的位置，使手臂轻松进入手术野。手臂应设置为充分弯曲，以便从治疗床的头或尾侧的各个角度都能看到显微操作手术视野，内镜推车被放置在尾侧，旁边是灌注液支架和激光器。激光器应根据手术体位放置在患者治疗床的头侧或尾侧，并应以无菌方式与手术显微镜或内镜相连，以备手术时使用（图3.1和图3.2）。

## 3.3 体位

这是手术前最重要的一步；因此，在确定患者的手术体位时需要特别谨慎。准确的

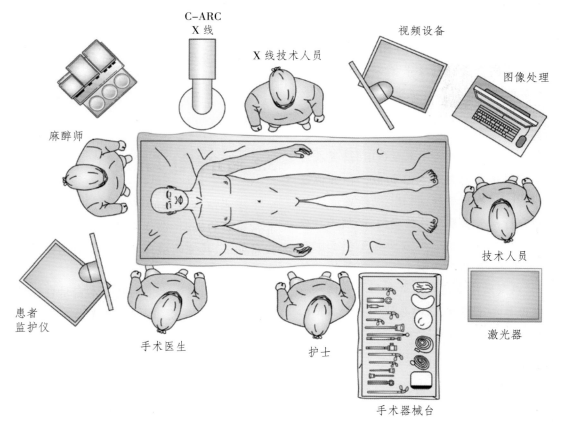

图3.1　最佳手术室内布局的直观展示。

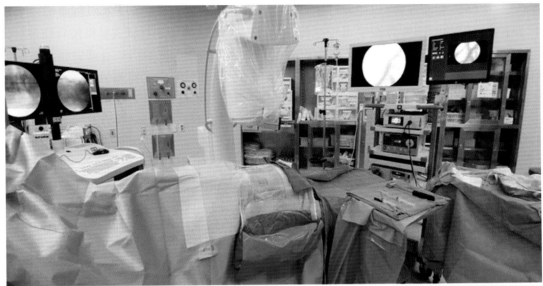

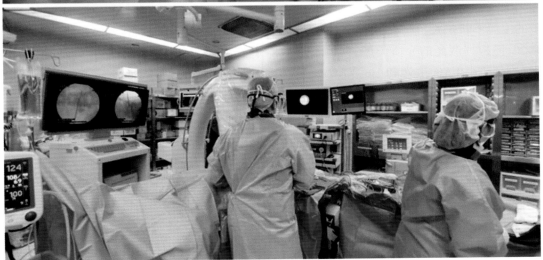

图 3.2　手术过程中的实际场景。

手术体位可以使外科医生精确定位病灶,减少术中出血,减少皮肤损伤。为了减少与手术定位相关的皮肤损伤,每个接触点需要足够的衬垫。

1.俯卧位

俯卧位可能是脊柱手术中最常用的体位。由于它可以直接进入后中线和外侧的病变部位,因此也被用于胸腰椎区域的激光脊柱手术。

插管和全身麻醉完成后,由手术团队确定手术部位。将患者从仰卧位转至俯卧位时,双臂紧贴身体位置,沿矢状面旋转,肩关节无任何阻力。双臂在肘部的壁板处放置90°,以尽量减少臂丛损伤的风险。所有的接触点都要仔细垫好,特别要注意保护眼睛。

2.仰卧位

仰卧位不常用于激光手术领域,但常用于内镜下颈椎间盘切除术或颈前路颈椎后纵韧带骨化切除术。仰卧位时,应在颈部和双肩之间放一个肩卷,使颈椎呈伸展位。如有必要,应轻轻缩回双臂,以便在手术前和手术中获取影像学图像和在手术中定位病变的节段。手术体位完成后,在关节处(如足跟或肘部)放置足够的护垫,以减少施加在皮肤上的压力。

## 3.4　激光器

几十年来,脊柱外科在微创手术领域不断取得进展。从微创显微镜脊柱手术到内镜手术,微创脊柱外科在应用上取得了很大的进步。

在此过程中,用于椎间盘突出切除、肿瘤切除或软组织切割的激光器,随着医学进步的主流不断扩大。医学上使用的激光种类繁多,但根据激光的介质类型,气体 $CO_2$ 激光、固体 Nd:YAG 激光和 Ho:YAG 激光已经被广泛应用于脊柱外科领域。这些激光的应用都是根据手术方法来选择的,而机器的选择则取决于外科医生使用的是哪种激光。手术方法分为两大类:①使用 $CO_2$ 激光的开放式显微镜手术;②主要使用 Ho:YAG 激光的内镜手术(图3.3)。

### 1.开放式显微镜手术

自1964年由 Patel 宣布使用,$CO_2$ 激光作为切口工具已被应用于许多领域,并于1984年获得 FDA 的批准,在美国逐渐普及。$CO_2$ 激光显示,淋巴组织和血管可以密封

到<0.5mm 的厚度,减少术中出血或术后水肿。$CO_2$ 主要用于开放式显微镜脊柱外科手术,激光装置的光束可以在显微镜手术视图下使用,通过将激光器连接到手术显微镜的显微附件进行精确的切除(图3.4)。在使用激光器之前,需要准确检查其是否牢固地固定在地板上,瞄准光束是否具有圆形和锋利的形状。由于手术需要非常轻柔的操作,机器的轻微晃动或激光瞄准束的散射都可能对周围组织造成损伤。激光束可以使用连接在显微镜上的操纵杆进行定位(图3.5和图3.6)。根据激光器的设置,激光束的功率可以增加到60W,但由于脊柱手术的性质,将功率设置为20~30W。使用中可能会对周围组织造成热损伤或直接神经损伤。机器产生连续的激光束,具有周期短、峰值功率高的特点,通过汽化将能量传输到目标组织。最后,使手术的牵拉损伤更小,缩短了手术解剖时间。

### 2.内镜手术

YAG 激光通常用于内镜手术,它可以像 $CO_2$ 一样将能量传输到软组织,以尽量减少对周围组织的损害。然而,与 $CO_2$ 激光不同的是,它支持光纤传输,因此它适用于内镜激光,并且具有在充满液体的空间中进行激光传输的优势。许多研究已经发表,Ho:YAG 激光比传统方法更有效。

在以无菌方式覆盖手术巾后,巡回护士

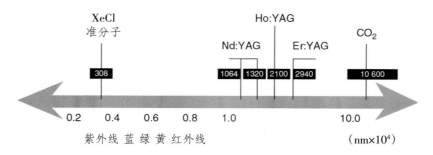

图3.3　用于脊柱手术的激光及其各自的波长。Er:YAG,铒:钇铝石榴石;Ho:YAG,钬:钇铝石榴石;Nd:YAG,钕:钇铝石榴石;XeCL 准分子,氙氯准分子。

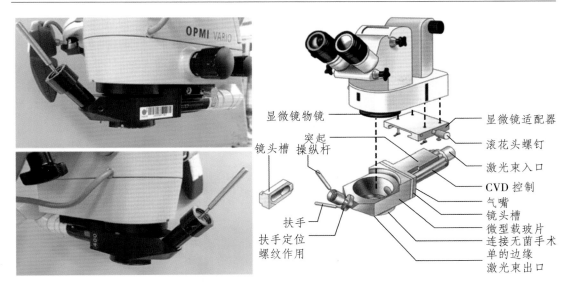

图 3.4 激光控制器和显微镜连接。

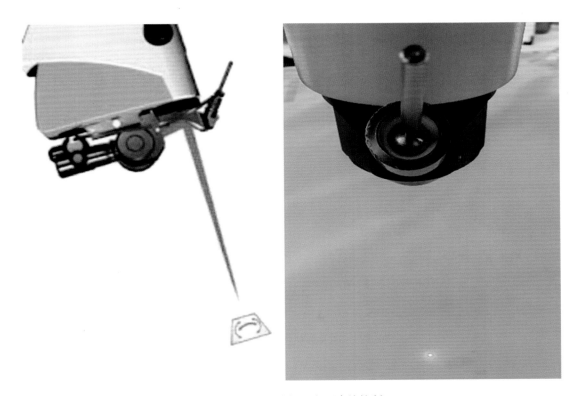

图 3.5 通过操纵杆可实现直接控制。

从器械护士手中接过与电动仪器相连的电缆,并将其连接到内镜推车对应的控制单元。然后,巡回护士将摄像机递给器械护士,由后者将其插入无菌塑料套。激光探针也以类似的方式连接到机器上(图 3.7)。

内镜下的 Ho:YAG 激光束是一个 90°

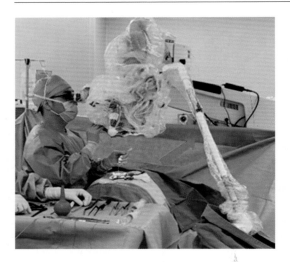

的侧面发射激光束光纤维,可 360°旋转。它提供了光束的精确定位和易于使用的功能,同时也提供了安全性,降低了如锥体前部大血管等前部结构损伤的风险(图 3.8)。

图 3.6  将 $CO_2$ 激光连接到显微镜上(红色箭头所示)。手术中使用操纵杆。

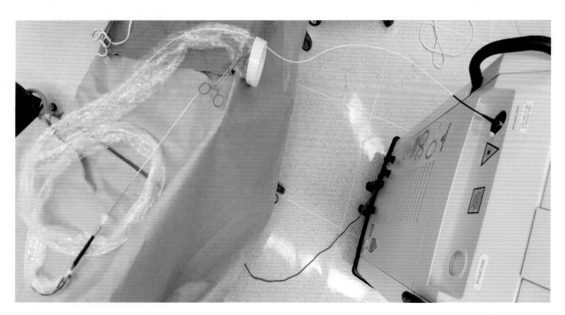

图 3.7  将激光探针连接到底座装置上。

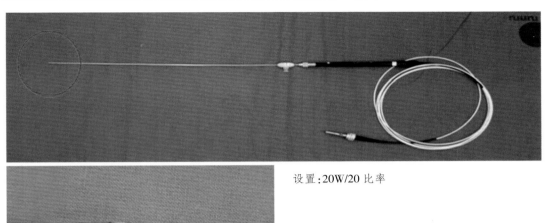

设置:20W/20 比率

侧面发射激光束

图 3.8　侧面发射激光束。

（余双奇 张学俊 姚孟宇 译）

# 第 4 章

# 激光脊柱手术的麻醉注意事项

Jisang Kim，Gyu Dae Shim，Junseok Bae

**摘要**

了解激光脊柱手术的麻醉注意事项对于进行一台精致和安全的手术是很重要的。激光脊柱手术的麻醉类型是由几个因素决定的：手术方法和时间、患者的健康，以及患者和医生的偏好。术前评估应侧重于对气道、呼吸系统、心脏和神经系统的评估。使用激光的内镜手术是在镇静和局部麻醉下进行的，这是患者和外科医生都喜欢的。有经验的麻醉师对于监测麻醉护理的安全实践有一些注意事项。

**关键词**

激光脊柱手术的麻醉术前评估；术中管理；术后护理；唤醒镇静

## 4.1 概述

激光技术在医疗应用中的发展促进了脊柱外科的发展。激光技术的巨大进步使得脊柱手术更加有效和安全。在此，我们不得不强调麻醉的重要性。了解激光脊柱手术的麻醉注意事项是非常重要的，这是一个精致和安全的过程。

激光脊柱手术包括显微镜手术和内镜手术。激光脊柱手术的麻醉由以下几个因素决定：手术方案和时间、患者的健康，患者和医生的偏好。

对于传统的显微镜手术，激光脊柱手术一般在全身麻醉下进行。在全身麻醉下进行脊柱手术的患者是一个多样化的群体，他们经历了各种各样的手术方法，对麻醉师提出了各种各样的挑战。

在当今时代，微创手术，如内镜椎间盘切除术，已经很普遍，麻醉师必须了解各种用于内镜脊柱手术的麻醉药。内镜下使用 Ho：YAG 或 Nd：YAG 的手术存在与传统开放式手术不同的麻醉注意事项。镇静技术结合局麻不仅可以减少住院时间，而且可以提高患者在手术期间的舒适度、安全性和满意度。

本章将讨论术前评估和术中管理，然后考虑局部麻醉下的唤醒镇静作用。

## 4.2 全身麻醉的注意事项

激光脊柱手术的术前评估必须考虑到医疗条件，以及手术方案，包括手术时间和手术方法。

1.气道评估

在气道管理方面应该始终考虑潜在困

难,特别是在有颈椎或上胸椎问题的患者中。前期应仔细评估插管困难、气道解剖扭曲、颈部活动受限、颈椎稳定性等。麻醉师需要在术前与外科医生讨论脊柱的稳定性。

2.肺部评估

计划接受激光脊柱手术的患者可能有影响肺功能的疾病。老年退行性脊柱疾病患者存在肺功能障碍的风险。根据手术的情况和类型,患者需要接受各种临床和实验室检查,包括床旁肺功能评估、肺功能检查、动脉血液气体分析和胸部 X 线片检查。

3.心脏评估

心脏功能可能因潜在的疾病、神经肌肉紊乱、类风湿关节炎,以及正在进行脊柱手术的病理结果而受到损害。术前心脏评估应考虑患者因素和手术的侵袭性。大多数脊柱手术是在俯卧位进行的,与仰卧位相比,俯卧位会降低心脏指数。肺动脉高压和充血性心力衰竭是脊柱手术后围术期不良事件的高相关因素,应在术前心脏评估中对这些情况进行监测。它应该包括心电图和超声心动图,以评估左心室功能和肺动脉压力。

4.神经学评估

脊柱病理患者可能出现不同程度的神经功能缺损,从特定肌肉群的无力和萎缩到截瘫和四肢瘫,这种情况并不少见。彻底的神经系统检查和仔细记录先前存在的神经功能缺损是必要的。神经功能障碍的程度可能影响插管技术和神经肌肉阻滞的选择。

## 4.2.1 监测

所有全身麻醉患者的标准监测包括血压、脉搏血氧仪、心电图、呼气末二氧化碳和体温监测(图 4.1)。采用更先进的监测技术取决于患者的医疗状况、预期手术时间和预期的出血量。接受长时间手术、有可能出现较大容量变化的患者,以及有复杂病史或血流动力学不稳定的患者,有创血压、中心静

脉压和排尿量都要接受监测。对于严重心脏或呼吸系统疾病患者,可能需要放置肺动脉导管。

## 4.2.2 诱导

诱导技术,即静脉或吸入的选择,主要是根据患者的情况和气管插管的容易程度来决定的。除非担心颈椎的稳定性或气道的维持,静脉诱导适用于所有患者,但最严重的患者除外。任何标准的插管技术都是可以接受的;选择通常是由临床医生的专业知识和气道装置的可用性决定的。考虑使用金属丝加强管,以避免在将患者从仰卧位转向俯卧位时管扭结和阻塞。它还允许最大限度地束带,从手术视野中移除,并防止颈椎手术过程中的压迫。

## 4.2.3 摆放体位

激光脊柱手术患者的体位取决于需要手术的脊柱节段和计划手术的方案。脊柱外科手术的一个主要问题是在摆放患者体位的过程中保持基本的心血管监测。这段时间可能代表着对循环完整性的压力,当麻醉患者从仰卧位转向俯卧位时,很难防止几乎完全的监测"中断",俯卧位是脊柱手术中最常用的姿势。

摆放体位的目的是避免对眼睛、周围神经和骨突起的损伤,并使手术部位保持低静脉压。摆放体位时,应特别注意颈部、手臂和眼睛的位置,以保护压力敏感部位。采用脊柱外侧入路的患者可能采用侧卧位,因此需要提高对体位的敏感性。无论患者在手术开始时的体位如何,对体位的持续关注都是至关重要的,因为在醒来测试或操作手术台时,患者的体位可能在移动后发生改变。

## 4.2.4 气道管理

激光脊柱手术全身麻醉的气道管理策

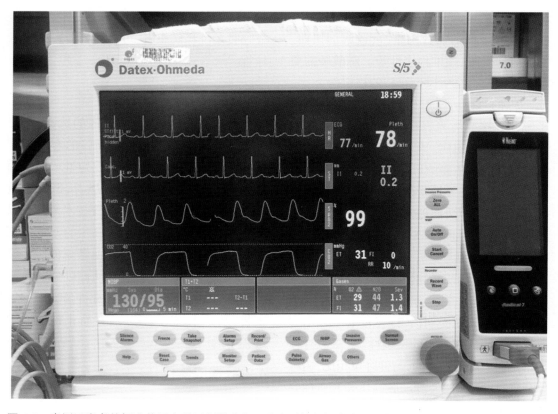

图 4.1 应用于患者的标准美国麻醉医师学会（ASA）监测仪包括脉搏血氧仪、心电图仪、无创血压仪和体温监测仪。此外，ASA 监测标准包括测量呼气末二氧化碳、吸入氧浓度，以及使用低氧浓度和呼吸机断开警报。

略取决于面罩通气、声门上气道装置通气、气管内插管和颈椎稳定性的预期困难程度。接受颈椎手术的患者需要特别考虑气道管理，且插管困难的发生率更高。在颈椎疾病患者中尝试气管插管时，神经损伤的风险也更大。在公认的颈椎不稳定情况下，经验丰富的医生所采用的各种插管技术都被证明是安全的，且与神经损伤的风险增加无关。但目前还没有研究结果支持一种技术优于另一种技术。颈椎运动和不同插管操作的插管特点的研究结果表明，纤维喉镜（图 4.2）、视频喉镜的使用，以及使用内嵌稳定来减少颈椎运动的存在优势[1,2]。在气道管理过程中，使用硬性颜色是没有优势的。

### 4.2.5 维持

激光脊柱手术通常选择以异丙酚为基

础的静脉或吸入技术，使用低最小肺泡浓度的异氟醚或七氟醚，并输注瑞芬太尼。由于许多脊髓损伤和神经功能缺损的患者可能由于肌肉萎缩、分布体积增加和人血白蛋白减少而改变了药代动力学，因此改变了麻醉

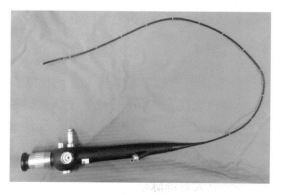

图 4.2 纤维支气管镜用于经鼻或经口气管插管，用于气管内、支气管内插管和支气管阻塞装置的定位。

药的维持剂量。

手术的类型、持续时间和范围可以指导输液和补液的方法。大家一致认为，由于脊髓缺血期间出现高血糖的情况会增加神经外科手术预后恶化的风险，因此应避免使用含有葡萄糖的溶液。

## 4.2.6　输液管理

大型脊柱手术可能会导致严重的、偶发的大量失血。涉及多节段骨操作的外科手术可能与术中大量失血和输血及血液制品的更高需求有关。降低异体输血风险的策略包括术前自体捐献、急性等容血液稀释、围术期细胞回收技术和药物干预。与不使用任何自体血液制品的常规输血相比，单独使用时，每种方法在减少主要脊柱手术期间输入同源血液制品的输血需求方面同样有效。但是，当联合使用时，这些策略不仅减少了接受脊柱手术的患者输注的同种异体红细胞的数量，而且也减少了其他血液制品的数量。不再推荐脊柱手术患者使用控制性低血压[3,4]。通过仔细的手术体位、良好的手术技术、控制性的麻醉和使用抗纤维蛋白溶解剂等药物，可最大限度地减少失血。据报道，与可能发生一定程度腹部压迫的手术体位相比，最大限度减少腹部压迫的手术体位失血量更少，输血需求率更低。在脊柱手术中，与对照组相比，氨甲环酸和β-氨基己酸均被证明可减少估计失血量、输血需求和输血总量[5,6]。

## 4.2.7　拔管

拔管的时机是一个重要的考虑因素。回顾性研究表明，手术持续时间、血容量置换、肥胖、脊柱手术节段数量与手术结束时延迟拔管的决定之间存在相关性[7,8]。气道和面部水肿通常发生在长时间的俯卧位手术过程中，并伴有大量静脉输液。有明显气道水肿的患者在拔管后有发生气道阻塞的风险。一

些特定的患者可能需要在重症监护病房中进行术后护理。如果在拔除气管导管后对气道有任何疑问，应采用保守的拔管方法。最好将气管内导管留在适当位置，直到患者完全清醒，响应命令，并且能够控制他/她的气道。

## 4.2.8　术后护理

术后护理应针对每例患者进行个性化定制。术前状态、手术方法、术中并发症、疼痛耐受性等都是术后管理的考虑因素。大多数脊柱手术是疼痛的，良好的术后镇痛非常重要。多模式疼痛管理已被推荐用于脊柱外科患者。可采用持续局部麻醉药浸润或区域麻醉联合阿片类药物、氯胺酮和非甾体抗炎药。口服或静脉注射对乙酰氨基酚也被证明可以减少大手术后阿片类药物的摄入。辅助加巴喷丁也可能在多模式镇痛方法中发挥作用。

## 4.2.9　术后并发症

在术后早期，脊柱手术的潜在并发症包括液体量不足、神经损伤或缺陷、硬膜撕裂伴脑脊液漏、贫血、尿潴留、肠梗阻、肺不张/肺炎、静脉血栓形成。颈椎前路手术特有的并发症包括吞咽困难、声音嘶哑和水肿引起的气道阻塞。脊柱手术的晚期并发症包括皮肤破裂、伤口感染、脊柱不稳定（宽骶腰椎减压手术后未伴有融合）、内固定失效、假关节、硬膜外纤维化、移行综合征，以及较为罕见的蛛网膜炎。

脊柱手术后的视力丧失是一种罕见而具有破坏性的并发症，外科医生和患者都日益关注，报道的发生率为 0.017%~0.1%[9-11]。视力丧失的主要原因包括缺血性视神经病变（ION）、视网膜中央动脉阻塞和视网膜静脉阻塞。虽然角膜擦伤是脊柱手术后最常见的眼部损伤，但其很少会导致永久性视力问

题。ION 是一种罕见的(发生率为 0.028%),但具有潜在的破坏性和不可治疗的脊柱手术并发症,特别是当患者处于俯卧位时。ION 发展的独立危险因素包括男性、肥胖、贫血、Wilson 支架(头部低于心脏)的使用、更长的麻醉时间、估计失血量较大、非血液液体替代中胶体百分比更低。所有接受脊柱手术的患者都应该被告知这种情况的低可能性但明确的风险,手术期间应尽力保持稳定的血红蛋白和平均动脉压,并避免过度水合。

## 4.3 唤醒镇静

使用 Ho∶YAG 或 Nd∶YAG 激光的内镜手术是一种微创技术,需要较小的切口,并在局部麻醉下(有/无镇静)进行。唤醒镇静通过诱导意识水平降低而使患者减少经历痛苦的过程,同时减少焦虑,但由于患者是自主通气而不需要插管。镇静剂和阿片类镇痛剂的组合最常用于此目的。

美国麻醉医师学会已经将监护麻醉(MAC)定义为一种由合格的麻醉提供者为诊断或治疗程序提供的特定麻醉服务[12]。MAC 是一种不同于唤醒镇静的镇静方式。在唤醒镇静过程中,外科医生监督或亲自使用镇静和(或)镇痛药物,在诊断或治疗过程中缓解患者的焦虑和限制疼痛。相比之下,在 MAC 中,合格的麻醉师专门并持续关注患者的任何伴随气道、血流动力学和生理紊乱。此外,MAC 的麻醉师必须做好干预的准备,将患者的气道从镇静诱导的损伤中拯救出来,并转换为全身麻醉。MAC 允许安全给予最大深度的镇静,而不是在唤醒镇静阶段提供的镇静[13]。

在微创内镜手术中,对 MAC 患者进行全面的术前评估是非常重要的。手术前,麻醉师应查看患者以往的医疗记录,以了解潜在的医疗问题,镇静、麻醉、手术史,麻醉史或镇静史或对麻醉或镇静的敏感性;当前药物,年龄极限、精神药物使用、非药物使用,以及家族病史。还需要进行术前实验室检查。术前访视应由负责手术的麻醉师进行。麻醉师必须评估患者是否适合 MAC。患者应获得有关镇静剂和镇痛剂的益处和风险、术前指导和药物使用的信息。

MAC 期间的术中监测应与全身麻醉相同。患者在无监护的情况下服用镇静剂或止痛剂可能会增加并发症的风险。有必要通过观察定性临床体征、二氧化碳描记法、脉搏血氧仪,以及血压、心率、心电图等血流动力学测量来监测通气和氧合情况。患者的意识水平应通过患者的反应来评估,包括在手术过程中对命令的口头反应或其他形式的双向沟通。

连接监测设备后,在麻醉开始时静脉给予咪达唑仑 0.5mg,瑞芬太尼以 0.1μg/(kg·min)的速率持续输注(图 4.3)。在切口前再推注 0.5mg 咪达唑仑。至于镇静剂,咪达唑仑比异丙酚更受青睐,因为异丙酚在手术过程中可以降低血压。咪达唑仑比异丙酚有更大的失忆效应,在非预期深度镇静的情况下可被氟马西尼逆转。通过鼻导管以 5L/min 的速率供氧,在手术过程中如果发现氧饱和度降低,应立即停止输注瑞芬太尼。

唤醒镇静后,应在适当的人员配备和设备的区域对患者进行观察和监测,直到他们恢复到基本意识水平,不再增加心肺抑制的风险。也建议持续监测氧合情况,直到患者不再有低氧血症的风险。每 5~15 分钟检查 1 次通气和循环,直到患者可以出院。患者出院应得到麻醉师和外科医生的批准。

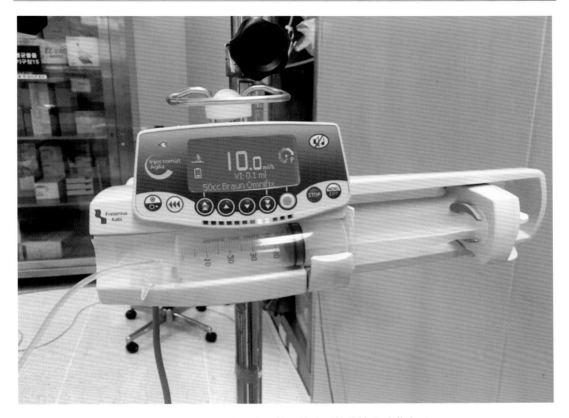

图 4.3　在唤醒镇静状态下使用输液泵持续输注瑞芬太尼。

（李伟　王懿　顾鹏　译）

# 参考文献

1. Cohn AI, Zornow MH. Awake endotracheal intubation in patients with cervical spine disease: a comparison of the Bullard laryngoscope and the fiberoptic bronchoscope. Anesth Analg. 1995;81(6):1283–6. https://doi.org/10.1097/00000539-199512000-00027.

2. Watts AD, Gelb AW, Bach DB, Pelz DM. Comparison of the Bullard and Macintosh laryngoscopes for endotracheal intubation of patients with a potential cervical spine injury. Anesthesiology. 1997;87(6):1335–42. https://doi.org/10.1097/00000542-199712000-00012.

3. Walsh M, Devereaux PJ, Garg AX, Kurz A, Turan A, Rodseth RN, et al. Relationship between intraoperative mean arterial pressure and clinical outcomes after noncardiac surgery: toward an empirical definition of hypotension. Anesthesiology. 2013;119(3):507–15. https://doi.org/10.1097/ALN.0b013e3182a10e26.

4. Tse EY, Cheung WY, Ng KF, Luk KD. Reducing perioperative blood loss and allogeneic blood transfusion in patients undergoing major spine surgery. J Bone Joint Surg Am. 2011;93(13):1268–77. https://doi.org/10.2106/JBJS.J.01293.

5. Li G, Sun TW, Luo G, Zhang C. Efficacy of antifibrinolytic agents on surgical bleeding and transfusion requirements in spine surgery: a meta-analysis. Eur Spine J. 2017;26(1):140–54. https://doi.org/10.1007/s00586-016-4792-x.

6. Soroceanu A, Oren JH, Smith JS, Hostin R, Shaffrey CI, Mundis GM, et al. Effect of Antifibrinolytic therapy on complications, thromboembolic events, blood product utilization, and fusion in adult spinal deformity surgery. Spine. 2016;41(14):E879–86. https://doi.org/10.1097/BRS.0000000000001454.

7. Kwon B, Yoo JU, Furey CG, Rowbottom J, Emery SE. Risk factors for delayed extubation after single-stage, multi-level anterior cervical decompression and posterior fusion. J Spinal Disord Tech. 2006;19(6):389–93. https://doi.org/10.1097/00024720-200608000-00002.

8. Anastasian ZH, Gaudet JG, Levitt LC, Mergeche JL, Heyer EJ, Berman MF. Factors that correlate with the decision to delay extubation after multi-level prone spine surgery. J Neurosurg Anesthesiol. 2014;26(2):167–71. https://doi.org/10.1097/ana.0000000000000028.

9. Patil CG, Lad EM, Lad SP, Ho C, Boakye M. Visual loss after spine surgery: a population-based study. Spine. 2008;33(13):1491–6. https://doi.org/10.1097/BRS.0b013e318175d1bf.

10. Shen Y, Drum M, Roth S. The prevalence of perioperative visual loss in the United States: a 10-year study

from 1996 to 2005 of spinal, orthopedic, cardiac, and general surgery. Anesth Analg. 2009;109(5):1534–45. https://doi.org/10.1213/ane.0b013e3181b0500b.

11. Stevens WR, Glazer PA, Kelley SD, Lietman TM, Bradford DS. Ophthalmic complications after spinal surgery. Spine. 1997;22(12):1319–24. https://doi.org/10.1097/00007632-199706150-00008.

12. Anesthesiologists ASo. Position on monitored anesthesia care 2018. Available from https://www.asahq.org/-/media/sites/asahq/files/public/resources/standards-guidelines/position-on-monitored-anesthesia-care.pdf.

13. Anesthesiologists ASo. Distinguishing monitored anesthesia care ("MAC") from moderate sedation/analgesia (conscious sedation) 2018. Available from http://asahq.org/~/media/Sites/ASAHQ/Files/Public/Resources/standards-guidelines/distinguishing-monitored-anesthesia-care-from-moderate-sedation-analgesia.pdf.

# 第 5 章

# Ho:YAG 激光经椎间孔镜腰椎间盘切除术治疗旁中央型椎间盘突出症

Sang-Ha Shin

**摘要**

　　内镜手术的主要优势在于减小皮肤切口，尽可能地保存骨骼和肌肉组织，并且出血量较切口手术少。自 1958 年被发现，激光已被用于各种医疗材料。作者介绍了经椎间孔入路后使用 Ho:YAG 激光的椎间盘切除术治疗旁中央型椎间盘突出症的方法，并进行了文献综述。

**关键词**

　　腰椎；内镜；腰椎间盘切除术；椎间孔成形术；椎间孔入路

## 5.1 概述

　　椎间盘退行性变性疾病的手术治疗已经从传统的开放减压发展到微创脊柱手术[1-3]。

**电子补充资料**　本章的在线版本（https://doi.org/10.1007/978-981-16-2206-9_5）包含补充资料和视频，可供授权用户使用。

　　其中，脊柱内镜手术是主要的微创脊柱手术技术之一。1983 年，Kambin 等报道了腰椎间盘突出症的微创手术后，由于患者的需求增加[4]，内镜下腰椎间盘切除术在世界范围内迅速普及。由于不需要全身麻醉或住院治疗，该手术被介入疼痛医生和脊柱外科医生广泛应用。

　　内镜手术的主要优势在于减小皮肤切口，尽可能地保存骨骼和肌肉组织，并且出血量较切口手术少[5]。这使得手术后快速恢复至正常生活成为可能。光学器件、高分辨率相机、光源设备、高速磨钻、灌注泵、激光等内镜治疗工具的最新进展，以及新技术的进步，可以为椎间盘疾病患者提供成功的手术效果。

　　自从 1958 年 Schawlow 和 Townes 发现激光以来，激光已被用于各种医学领域[6]。在脊柱手术中，Ascher 和 Heppner 首先使用 $CO_2$ 激光进行椎间盘减压，此后其被广泛应用于各种手术[7]。Ho:YAG 激光主要用于内镜下椎间盘治疗。1992 年，Gottlob

等使用 Ho:YAG 激光进行了椎间盘切除,到现在侧束激光被广泛使用[8]。侧面发射 Ho:YAG 激光直接去除软组织,降低椎间盘内压力,切断纤维环锚定,可用于纤维环收缩和收紧,对内镜治疗有很大的帮助。在本章中将描述经椎间孔镜椎间盘切除术中使用 Ho:YAG 激光治疗旁中央型椎间盘突出症。

## 5.2 适应证

内镜下腰椎手术主要分为经椎板间入路和经椎间孔入路[9]。在本章中,我们将介绍经椎间孔入路治疗位于中央和关节下区的椎间盘突出的适应证。选择合适的患者是取得成功的关键。无侧方狭窄的软性腰椎间盘突出引起的根性下肢痛是经椎间孔镜腰椎间盘切除术的良好适应证。此外,临床上直腿抬高试验呈阳性、下肢痛较腰痛严重、保守治疗无改善的患者可通过内镜治疗。鉴于内镜治疗技术的进步,它也被应用于直到最近还被认为是禁忌证的钙化或硬性椎间盘突出症,或椎间盘突出伴椎管狭窄症的患者[10,11]。

相对禁忌证为椎间盘大幅移位或钙化、髂嵴在 L5~S1 高度水平、多节段受累、伴椎管狭窄、伴椎体滑脱、神经根粘连。

## 5.3 手术技术

### 5.3.1 麻醉和体位

经椎间孔镜减压术可在局部麻醉下进行。但建议安排一位麻醉师进行镇静和疼痛控制。术中可静脉给予咪达唑仑或芬太尼缓解疼痛和镇静。在操作过程中,根据医生的口头指示控制镇静程度。在透视镜引导下将患者置于俯卧位(图 5.1)。

### 5.3.2 特殊手术器械

使用透视镜靠近目标,并用内镜进行减压。可以使用激光或双极电凝器或其他形状的枪钳来取出椎间盘(图 5.2)。激光内镜是一种非常实用的设备,可精确去除黄韧带、椎间盘和骨组织(图 5.3)。移位性椎间盘突出症、钙化性椎间盘突出症或椎管狭窄症需要行椎间孔成形术。因此,用于椎间孔成形术的手动扩骨器、手动骨钻或电动内镜钻头可能是必要的(图 5.4)。

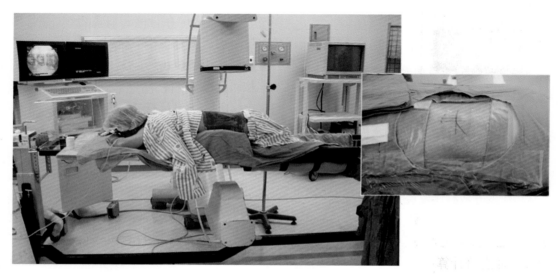

图 5.1　体位:患者通常在透视镜引导下俯卧于操作台上。

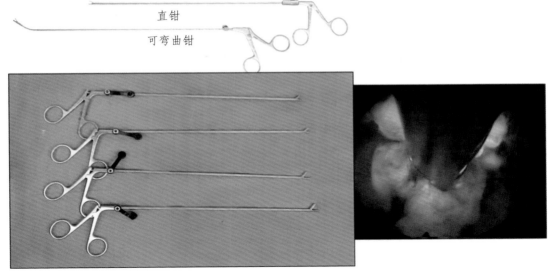

直钳

可弯曲钳

图 5.2　不同型号与尺寸的枪钳。

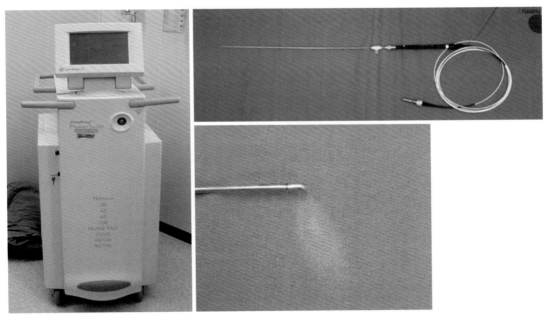

图 5.3　激光系统。侧面发射激光束。Ho：YAG 激光。

### 5.3.3　手术步骤

术前应仔细检查磁共振成像（MRI），以确定合适的皮肤进入点和入路角度。在 MRI 轴位图像上可计算中线至皮肤进入点的距离，通常为 10~14cm（图 5.5）。切除位于关节下区的椎间盘时，建议入路角度 30°左右。确定合适的入路角度和皮肤进入点后，在透视镜的协助下插入 18 号脊柱针。在正位透视图像中，针尖直接进入椎间盘间隙，在侧位透视图中，针尖指向上关节突的下方。在接触上关节突后，将针插入孔内。然后使用放

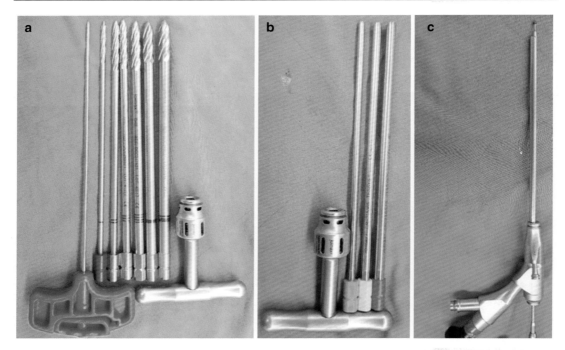

图 5.4    用于椎间孔成形术的特殊外科器械。(a)手动骨钻。(b)手动骨铰刀。(c)电动内镜钻头。

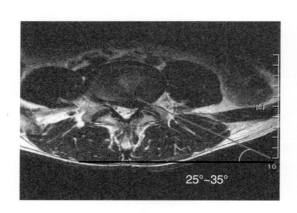

图 5.5    轴位 MRI 术前规划。

射性对比剂进行硬膜外造影。硬膜外造影可用于确定硬膜囊的外侧缘,有助于安全进入椎间盘间隙。此外,硬膜外造影术后可给予2~3mL 0.5%的利多卡因,用于减轻患者在手术中的疼痛(图5.6)。

然后将针插入椎间盘间隙。椎间盘造影证实椎间盘突出的范围,并确认是否与引起的疼痛一致(图5.7)。导丝通过穿刺针插入硬膜外腔。沿导丝插入连续扩张器、闭孔器

和工作套管。然后,通过插入内镜进行减压。首先,使用激光进行椎间盘内部减压。随着椎间盘内工作腔的扩大,内镜的角度可以变得更加水平。使用杠杆技术,手术医生可以检查完整的纤维环下表面,甚至对侧。一般来说,软性突出包块由纤维环裂隙锚定。因此,应使用激光或切割器松解纤维环锚定点。这样操作后,突出的包块可以很容易地由内镜枪钳取出。手术医生可以通过内镜全景看到"解剖层":穿过椎弓根、后纵韧带(PLL)和残留的髓核(图5.8)。最后,我们必须同时切除硬膜外和椎间盘内碎片,因为术后残留的椎间盘内碎片可能会再次引起突出。软性椎间盘突出症可以用这项技术治疗(图5.9)。

当伴有侧隐窝狭窄时,需行椎间孔成形术,术中可使用内镜钻头或骨铰刀。根据正位透视图像,使用一系列骨铰刀或内镜钻头沿椎弓根内侧缘切除上关节突的下半部分。然后,将工作套管和内镜沿着扩孔插入。激光可以用来去除残余的骨碎片和黄韧带,显

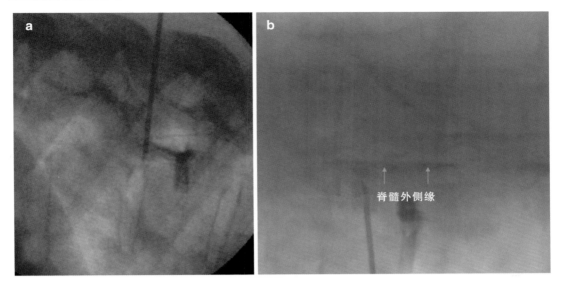

图 5.6　(a)侧位透视图。穿刺针位于硬膜外腔。(b)正位透视图。可见脊髓外侧缘。

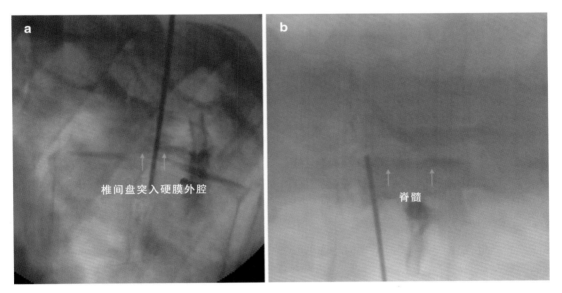

图 5.7　椎间盘造影。(a)侧位透视图。证实椎间盘突出的程度。(b)正位透视图。穿刺针位于脊髓外侧缘外的椎间盘间隙。

露穿行的神经根和突出的椎间盘(图 5.10c, d)。可以用这种技术治疗椎间盘突出伴椎管狭窄(图 5.11)。

　　椎间盘钙化被定义为椎间盘间隙内的钙化，不包括位于椎间盘间隙的外围椎间盘。在轴位图像的水平截面上，入路角度约

为 30°(图 5.12a, b)。经椎间孔入路将工作套管置入椎间盘后，首先制造一个空腔对退行性变的椎间盘进行内部减压(图 5.12c)。与软性椎间盘突出症不同，钙化性椎间盘突出症即使在内减压后通常也不会落入减压的椎间盘间隙。减压的椎间盘内间隙为硬膜外

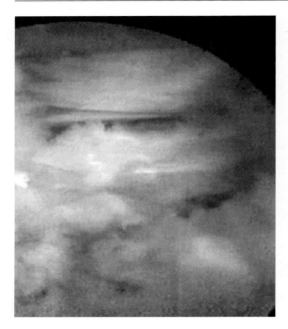

图 5.8　内镜下解剖层示意图。证实穿过神经根、后纵韧带和残留的髓核。

分离提供了一个广阔的视野,并使钙化的椎间盘在分离后进入减压间隙,以便于取出。内部减压后,将工作套管拉回并置于硬膜外腔。此时,在内镜视野中可以看到突出的椎间盘,但由于突出的椎间盘将神经根背侧提起,可能很难观察到穿行的神经根。利用杠杆技术,将工作套管移至背侧,可识别穿行的神经根。然后,在椎间盘水平,使用探针沿着上、下终板在穿行神经根和钙化的椎间盘之间进行分离(图5.12d)。如果在分离过程中发生硬膜外出血,视野可能变得模糊,应注意止血。当触碰到神经时,可能会引起疼痛,并可能需要使用静脉镇痛剂进行控制。通过切开环形窗到中央区,钙化的椎间盘和穿行神经根被分离出来。然后使用内镜剪刀从椎

间孔区环窗到中央区切断纤维环(图5.12e)。再将钙化的椎间盘置入减压的椎间盘,用激光或双极电凝器切开突出椎间盘的远端,然后用镊子取出钝化的椎间盘(图5.12f)。使用该技术可以在不进行椎间孔成形术的情况下成功取出钙化的椎间盘(图5.13)。

对于硬性椎间盘,需要通过椎间孔成形的方法来靠近移位的部分。如果入路角度为30°,则在没有明显切除关节突关节的情况下难以达到目标。在本研究中,椎间孔成形术是通过极外侧入路达到目标。在轴向图像的水平面上入路角度大约为15°。从中线到皮肤进入点的距离通过轴位 MRI 评估计算。该距离为 13~17cm,比经典的经椎间孔入路的距离更远。头尾皮肤进入点与椎间盘间隙平行,因为它在分离过程中提供了最佳的垂直工作灵活性。

在局部麻醉下俯卧位,使用 18 号穿刺针接近上关节突的外侧边缘。根据正位透视图像,通过使用一系列骨铰刀或内镜钻头沿椎弓根内侧缘切除上关节突的下半部分(图5.14a)。然后,沿着扩孔插入工作套管和内镜(图5.14b)。激光和钻孔可用于去除残余的骨碎片和黄韧带,显露神经根和突出的椎间盘(图5.14c,d)。首先在椎间盘间隙内对退行性变的椎间盘进行内减压,确保椎间盘内的空间,以便置入突出的椎间盘(图5.14e)。在硬膜外腔,可以使用探针分离穿行神经根和硬性椎间盘(图5.14f)。将激光探针插入硬性椎间盘和穿行神经根之间,侧面发射激光的开口侧指向硬性椎间盘,闭口侧指向神经,激光用于消融硬性椎间盘(图5.14g)。然后使用内镜剪刀粉碎硬性椎间盘(图5.14h)。

图 5.10　内镜下侧隐窝减压术示意图。(a)极外侧入路椎间孔成形术。(b)切除下位椎体椎弓根的上部分后,椎间孔垂直高度宽度。(c)使用侧面发射激光切除椎管外侧部分的黄韧带。(d)使用侧面发射激光切除椎管背侧部分的黄韧带。

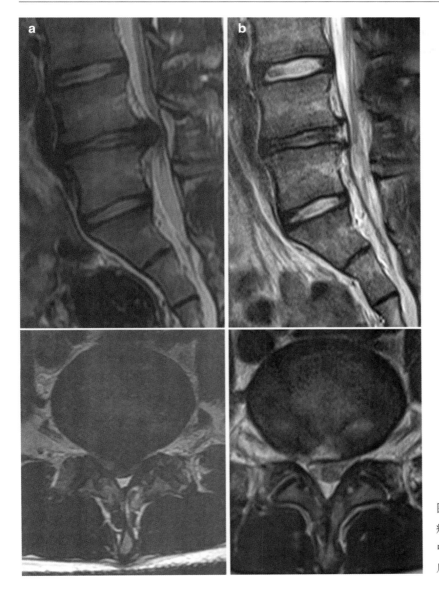

图 5.9　软性椎间盘突出病例。(a)术前 MRI 显示中央椎间盘突出。(b)术后 MRI 显示完全减压。

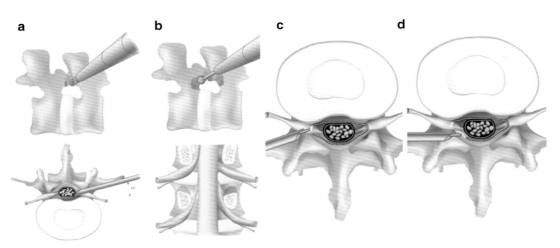

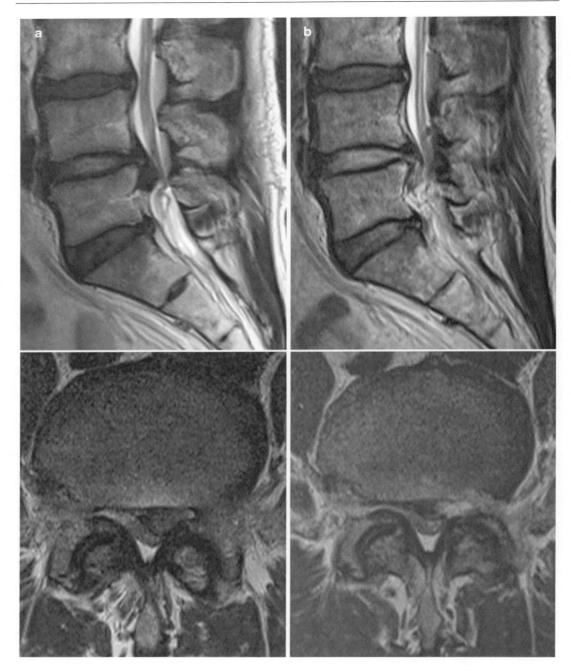

图 5.11　椎间盘突出伴侧隐窝狭窄的典型病例。(a)术前 MRI 显示椎间盘突出伴侧隐窝狭窄。(b)术后 MRI 显示左侧隐窝减压,切除压迫神经结构的椎间盘突出。

用镊子将破碎的硬性椎间盘拉到减压的椎间盘间隙并取出(图 5.14i)。通过上述技术方法,椎间孔成形入路可以成功取出硬性椎间盘突出(图 5.15)。

## 5.4　文献综述

　　Choi 等评估了经椎间孔镜下腰椎间盘切除术和纤维环成形术(PELDA)[12]后难治

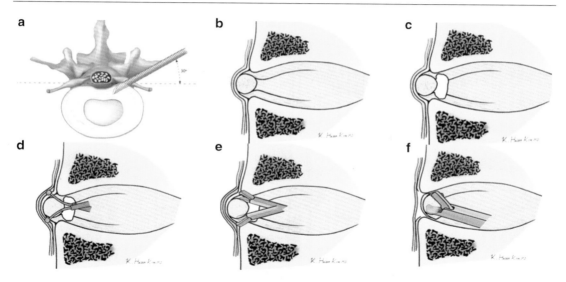

图 5.12　钙化性椎间盘突出症的内镜椎间盘切除术示意图。(a)常规经椎间孔入路。(b)接近椎间盘间隙。(c)退行性变性椎间盘内部减压。(d)穿行神经根与钙化的椎间盘之间的分离。(e)使用侧面发射激光和剪刀沿上下终板切开纤维环。(f)用枪钳取出钙化的椎间盘。

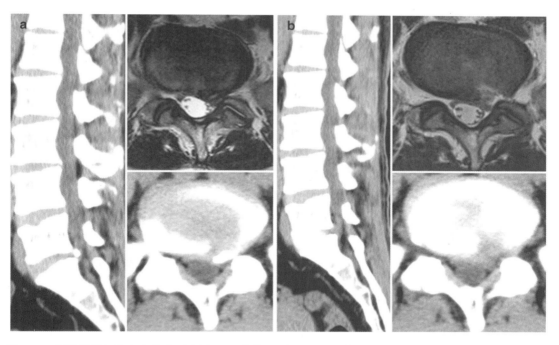

图 5.13　钙化性椎间盘突出的典型病例。(a)术前 CT 和 MRI 显示钙化的椎间盘突出。(b)术后 CT 和 MRI 显示钙化的椎间盘减压。

性腰痛的诱发因素。作者指出，下肢疼痛缓解在 PELDA 中很常见，但腰痛缓解则难以预料。在对 58 例腰椎间盘突出症患者进行的前瞻性研究中，作者将患者分为两组来分析

PELDA 的结果："预后不良"和"预后良好"。以术后 24 个月时疼痛视觉模拟评分（VAS）改善<50%或 Oswestry 功能障碍指数（ODI）>20%定义为预后不良。腰痛 VAS 评分和 ODI

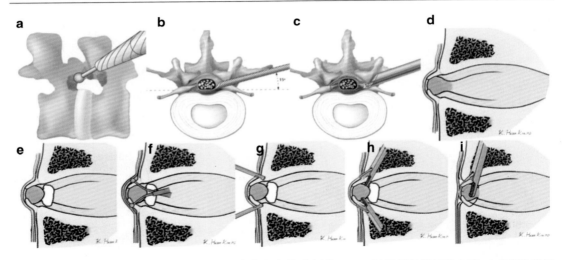

图 5.14　内镜下椎间盘切除术治疗硬性椎间盘突出症的示意图。(a,b)极外侧经椎间孔入路。(c)清除黄韧带。(d)靠近椎间盘间隙。(e)退行性变性椎间盘内部减压。(f)穿行神经根与硬性椎间盘之间的分离。(g)使用侧面发射激光破坏硬性椎间盘。(h,i)清除硬性椎间盘。

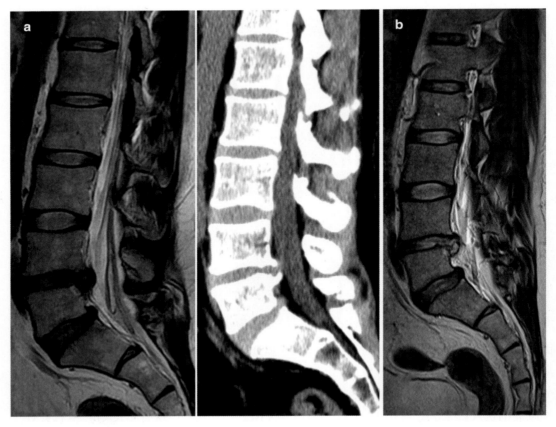

图 5.15　硬性椎间盘突出的典型病例。(a)术前 CT 和 MRI 显示硬性椎间盘突出。(b)术后 CT 和 MRI 显示硬性椎间盘减压。

指数分别由术前的 6.6% 和 55.9% 改善至术后 24 个月的 2.5% 和 12.7%,差异有统计学意义(*P*<0.05)。末次随访时手术满意率为 78.4%,34.6% 的患者预后不良。手术节段椎间盘重度退行性变患者的预后显著差于轻度退行性变的患者(OR=6.316;95%CI=1.25~31.86;*P*<0.05)。术后腰痛的严重程度与手术满意度呈负相关(相关系数=−0.564;*P*=0.00)。作者得出结论,由于对椎间盘环缺损进行直接减压和热消融,PELDA 可以改善腰部和下肢疼痛,两者都指出,在晚期退行性变性椎间盘疾病患者中,由于普遍的持续性腰痛导致的患者满意度较低。

Shin 等介绍了经椎间孔镜腰椎间盘切除术治疗硬性椎间盘或钙化椎间盘的技术,并报告了临床结果[11]。术前下肢疼痛视觉模拟评分(VAS)为 7.09±1.74。术后 1 周评分为 2.55±1.35,术后 4 周 1.88±1.29,术后 26 周 1.58±1.0(*P*<0.01)。术前 Oswestry 功能障碍指数(均数±标准差)为 55.4±23.04,术后 1 周为 30.89±13.64,术后 4 周为 23.08±11.64,术后 26 周为 16.42±9.76(*P*<0.01)。2 例患者出现硬脑膜撕裂,在观察数小时后均出院。所有患者均未发生术后感染、硬膜外血肿及迟发性神经功能障碍。他们得出结论,经椎间孔镜椎间盘切除术是一种用于一组经过选择的硬性或钙化腰椎间盘突出症患者的有效治疗方法。

Manchikanti 等研究了与传统显微椎间盘切除术技术相比,自动和激光椎间盘切除术治疗腰椎间盘突出症的证据[13,14]。他们在 PubMed 和 EMBASE 检索 1966—2012 年 9 月的文献,并人工检索关于自动经皮机械腰椎间盘切除术治疗慢性腰痛和下肢痛的文献。根据美国预防服务工作组(USPSTF)制定的证据质量评价量表,作者将证据等级分为"良好""一般""受限"或"差"。主要结局指标包括疼痛缓解、功能改善、心理状态改善、阿片类药物摄入水平和恢复工作的速度。短期疗效定义为持续<1 年,而长期疗效定义为持续>1 年。作者确定了 19 项随机试验,观察性研究符合方法学质量评估的纳入标准。这些研究共包括 5.515 例患者,其中 4.412 例(80%)患者临床改善持续 1 年,甚至更长时间。作者还报道了基于 USPSTF 标准的自动经皮机械腰椎间盘切除术在短期和长期疼痛缓解方面的部分证据。Manchikanti 等得出结论,目前支持自动经皮机械腰椎间盘切除术的证据有限,主要是由于缺乏随机对照试验。然而,他们确实报告了手术对疼痛的充分缓解,这与传统开放技术后观察到的情况相似。作者使用类似的文献综述技术对椎间盘旋切系统进行了综述,得出了类似的结论。

## 5.5 术后注意事项

手术后应立即对患者进行神经系统检查。神经系统检查应确定患者症状是否改善,患者是否出现运动障碍。此外,术后 MRI 可用于检查病变是否完全减压。患者经过几个小时的观察后可以出院。出院时考虑口服抗生素以预防手术相关感染。

(王强 高松森 杨涛 译)

## 参考文献

1. Choi G, Lee S, Deshpande K, et al. Working channel endoscope in lumbar spine surgery. J Neurosurg Sci. 2014;58:77–85.
2. Cong L, Zhu Y, Tu G. A meta-analysis of endoscopic discectomy versus open discectomy for symptomatic lumbar disk herniation. Eur Spine J. 2016;25:134–43.
3. Ruan W, Feng F, Liu Z, et al. Comparison of percutaneous endoscopic lumbar discectomy versus open lumbar microdiscectomy for lumbar disc herniation: a meta-analysis. Int J Surg. 2016;31:86–92.
4. Kambin P, Gellman H. Percutaneous lateral discectomy of the lumbar spine a preliminary report. Clin Orthopaed Relat Res. 1983;174:127–32.
5. Shin S-H, Hwang B-W, Keum H-J, et al. Epidural ste-

roids after a percutaneous endoscopic lumbar discectomy. Spine. 2015;40:E859–E65.

6. Schawlow AL, Townes CH. Infrared and optical masers. Phys Rev. 1958;112:1940.

7. Ascher PW, Heppner F. $CO_2$-laser in neurosurgery. Neurosurg Rev. 1984;7:123–33.

8. Gottlob C, Kopchok GE, Peng SK, et al. Holmium:YAG laser ablation of human intervertebral disc: preliminary evaluation. Lasers Surg Med. 1992;12:86–91.

9. Ruetten S, Komp M, Merk H, et al. Full-endoscopic interlaminar and transforaminal lumbar discectomy versus conventional microsurgical technique: a prospective, randomized, controlled study. Spine. 2008;33:931–9.

10. Shin S-H, Bae J-S, Lee S-H, et al. Transforaminal endoscopic decompression for lumbar spinal stenosis: a novel surgical technique and clinical outcomes. World Neurosurg. 2018;114:e873–e82.

11. Shin S-H, Bae J-S, Lee S-H, et al. Transforaminal endoscopic discectomy for hard or calcified lumbar disc herniation: a new surgical technique and clinical outcomes. World Neurosurg. 2020;143:e224–e31.

12. Choi K-C, Kim J-S, Kang B-U, et al. Changes in back pain after percutaneous endoscopic lumbar discectomy and annuloplasty for lumbar disc herniation: a prospective study. Pain Med. 2011;12:1615–21.

13. Manchikanti L, Falco F, Benyamin RM, et al. An update of the systematic assessment of mechanical lumbar disc decompression with nucleoplasty. Pain Phys. 2013;16:SE25.

14. Manchikanti L, Singh V, Calodney AK, et al. Percutaneous lumbar mechanical disc decompression utilizing Dekompressor®: an update of current evidence. Pain Phys. 2013;16:SE1–24.

第 **6** 章

# Ho:YAG 激光经椎间孔镜腰椎间盘切除术治疗椎间孔型椎间盘突出症

Sang Soo Eun

**摘要**

治疗椎间孔型椎间盘突出症是一种独特的手术挑战,需要行出口神经根牵开和减压。严重的放射性疼痛是由椎间孔型椎间盘突出压迫现有的神经根神经节引起的。在本章中,我们将介绍用于椎间孔型椎间盘突出内镜减压的旋回技术。

**关键词**

椎间孔型椎间盘;椎间盘突出;PELD;经椎间孔;旋转回缩术;背根神经节

## 6.1 概述

后外侧内镜下腰椎减压术(PELD)正迅速成为腰椎间盘突出症手术治疗的首选方法[1-7]。内镜下椎间盘切除术技术具有与其他椎间盘切除术技术相似的手术效果,同时具有避免全身麻醉、保存椎旁软组织、康复快、整体临床效果好等优点[1-7]。在椎间孔型椎间盘突出症(FDH)病例中,取出出口神经根并

进行减压是一个独特的手术挑战[8-11]。无论采用何种手术技术,神经可视化/回缩退出技术和充分减压技术均可显著影响临床结果[8-11]。使用适当的神经回缩和可视化技术对充分减压至关重要[8-11]。在本章中,我们将介绍"旋转回缩术",用于 FDH 病例在 PELD 期间的安全回缩和减压退出的神经结构。

## 6.2 适应证

无钙化的症状性椎间孔型椎间盘突出,保守治疗无效。

### 6.2.1 手术技术

手术在局部麻醉和轻度镇静下进行。患者取俯卧位。使用标准的腰椎内镜器械(TESSYS,Joimax GmbH,Germany)。手术步骤如下:

• 根据轴位 MRI 中规划皮肤进入点和内镜的轨迹。术者倾向于采用更直接的路径,使皮肤进入点距中线 7~8cm,入路角度

41

较陡(图6.1)。

- 局部麻醉浸润内镜通路。

- 在透视引导下沿预定轨迹插入18g脊髓针。

- 进行硬膜外造影以确认神经结构的位置。

- 在确认正确的针尖位置后,通过脊柱针引入导丝,然后引入闭孔器和倾斜的工作套管(图6.1)。

- 整个手术过程都在透视引导下进行。在工作通道定位满意后,引入了25°内镜。

- 为了安全入路椎间孔型椎间盘,我们采用了旋转回缩术。

  - 回收工作套管,直至其顶端在圆盘外(图6.2)。

  - 旋转工作套管,使其顶端和斜面开口位于头颅一侧(图6.3)。

  - 然后顺时针旋转,导致出口神经根自发回缩(图6.4)。

  - 工作通道放置在Kambin三角形的最外侧,其斜端缩回出口神经根(图6.5)。

- 通过旋转工作通道的开口至外侧,内镜钳可用于抓取出根下的椎间孔外椎间盘突出(图6.6)。

- 其余的椎间盘切除术以标准的方式

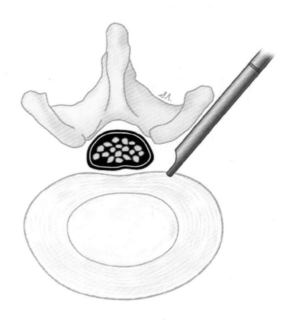

图6.2　取出工作套管,直到其尖端在圆盘外。

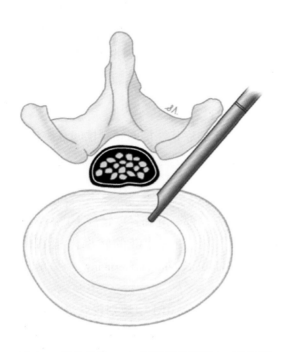

图6.1　以比常规PELD更陡的角度插入工作通道。

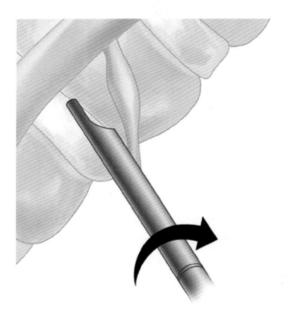

图6.3　旋转工作套管,使其顶端和斜面开口位于头侧。

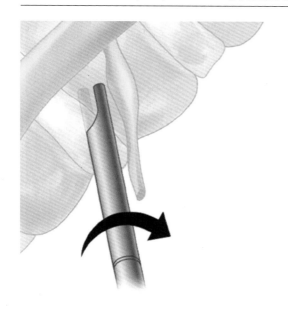

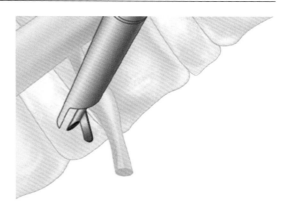

图 6.6　将工作通道的开口旋转至侧面,手术钳可抓取位于出口神经根下方的椎间孔外椎间盘。

图 6.4　工作套管顺时针旋转。

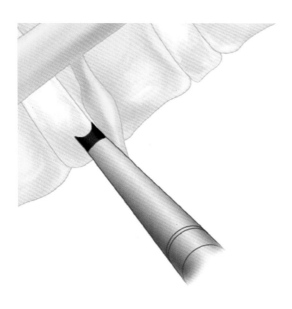

图 6.5　工作通道被放置在 Kambin 三角的最外侧,斜面缩回出根。

进行和完成。激光用于释放中央和椎间孔外区域的 PLL(图 6.7)。在工作通道的保护下,用激光切除出根腋侧的椎间盘。不要将激光直接照射到神经节。

　　● 术中,出口神经根减压术可通过内镜直接检查进行评估(图 6.8)。

　　据报道, 与中央型椎间盘突出症相比,椎间孔型椎间盘突出症(显微镜/内镜)切除术术后残余神经根疼痛和感觉异常的发生率更高。作者认为,FDH 椎间盘切除术的不良结果可归因于背根神经节(DRG)操作。此外,FDH 切除可导致椎间盘高度降低、节段不稳定和椎间孔狭窄[7,11](图 6.9)。

　　旋转回缩术是一种简单易学的操作方法,包括使用工作套管的斜面端安全地回缩自腋窝发出的出口神经根,允许完全切除病理性椎间盘组织。

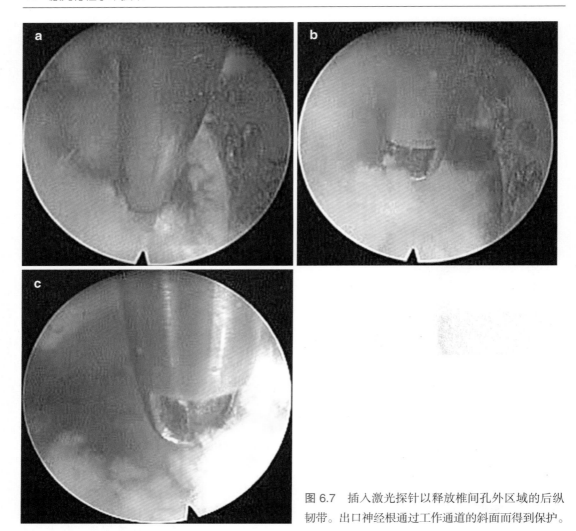

图 6.7　插入激光探针以释放椎间孔外区域的后纵
韧带。出口神经根通过工作通道的斜面而得到保护。

图 6.8　内镜图像显示减压术后出口神经根(★)和椎
间盘间隙(箭头所示)。

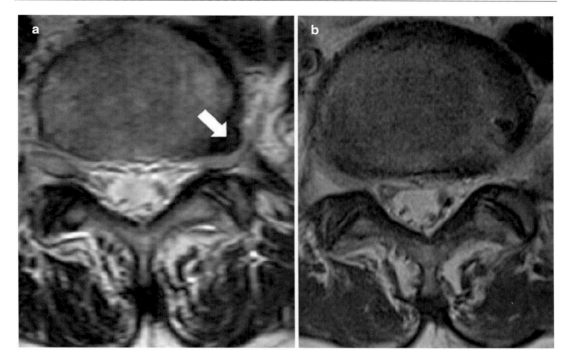

图 6.9　(a)术前轴位 MRI 显示 L5~S1 水平左侧椎间孔外椎间盘突出（白色箭头所示）。(b)术后轴位 MRI 显示椎间孔外椎间盘突出已被去除。

（姚本强　魏明珠　胡财洪　译）

# 参考文献

1. Hirano Y, Mizuno J, Numazawa S, Itoh Y, Watanabe S, Watanabe K. Percutaneous endoscopic lumbar discectomy (PELD) for herniated nucleus pulposus of the lumbar spine: surgical indications and current limitations. Jpn J Neurosurg. 2017;26(5):346–52.

2. Du J, Tang X, Jing X, Li N, Wang Y, Zhang X. Outcomes of percutaneous endoscopic lumbar discectomy via a translaminar approach, especially for soft, highly down-migrated lumbar disc herniation. Int Orthop. 2016;40(6):1247–52.

3. Peng CWB, Yeo W, Tan SB. Percutaneous endoscopic discectomy. J Spinal Disord Tech. 2010;23(6):425–30.

4. Kim M-J, Lee S-H, Jung E-S, Son B-G, Choi E-S, Shin J-H, Sung J-K, Chi Y-C. Targeted percutaneous transforaminal endoscopic diskectomy in 295 patients: comparison with results of microscopic diskectomy. Surg Neurol. 2007;68(6):623–31.

5. Telfeian AE, Veeravagu A, Oyelese AA, Gokaslan ZL, MD. A brief history of endoscopic spine surgery. Neurosurg Focus. 2016;40(2):E2.

6. Dasenbrock HH, Juraschek SP, Schultz LR, Witham TF, Sciubba DM, Wolinsky J-P, Gokaslan ZL, Bydon A. The efficacy of minimally invasive discectomy compared with open discectomy: a meta-analysis of prospective randomized controlled trials. J Neurosurg Spine. 2012;16(5):452–62.

7. Pan L, Zhang P, Yin Q. Comparison of tissue damages caused by endoscopic lumbar discectomy and traditional lumbar discectomy: a randomised controlled trial. Int J Surg. 2014;12(5):534–7.

8. Epstein NE. Management of far lateral lumbar disc herniations. Schmidek and Sweet's operative neurosurgical techniques. 2012, 2012 1871–1882.

9. Jang J-S, An S-H, Lee S-H. Transforaminal percutaneous endoscopic discectomy in the treatment of foraminal and extraforaminal lumbar disc herniations. J Spinal Disord Tech. 2006;19(5):338–43.

10. Choi G, Lee S-H, Bhanot A, Raiturker PP, Chae YS. Percutaneous endoscopic discectomy for extraforaminal lumbar disc herniations. Spine. 2007;32(2):E93–9.

11. Lew SM, Mehalic TF, Fagone KL. Transforaminal percutaneous endoscopic discectomy in the treatment of farlateral and foraminal lumbar disc herniations. J Neurosurg. 2001;94(2 Suppl):216–20.

12. Maio K, Yoshida M. Clinical outcomes of microendoscopic discectomy for extraforaminal lumbar disc herniation. In: Dezawa A, Chen PQ, Chung JY, editors. State of the art for minimally invasive spine surgery. Tokyo: Springer; 2005.

# 第 7 章

# Ho:YAG 激光内镜下腰椎椎间孔切开术

Han Joong Keum，Kang Seok Moon

**摘要**

　　腰椎椎间孔狭窄症已被确定为神经根症状的常见病因，并可在长期治疗后导致持续疼痛。椎旁入路保留关节突关节的显微减压技术被认为是治疗腰椎椎间孔或远侧狭窄的金标准，但与术后下肢疼痛或感觉障碍有关。

　　最近，作者报道了使用一种被称为内镜下椎间孔椎间盘切除术（伴有或不伴有椎间孔切开术）的技术来治疗椎间孔狭窄。内镜设备的最新改善，以及侧面发射 Ho:Yag 激光的使用可以进一步帮助外科医生更快地治疗椎间孔狭窄，并减少并发症。

**关键词**

　　内镜；椎间孔狭窄；椎间孔切开术；激光；腰部

## 7.1　概述

　　腰椎椎间孔狭窄症已被确定为神经根症状的常见原因，不幸的是，它很容易被忽视或未被识别，从而导致长期治疗后持续疼痛。治疗腰椎椎间孔狭窄症的手术选择包括带或不带融合的全关节突关节切除术和保留关节突关节的显微镜下椎间孔切开术。全关节突关节切除术可对整个神经根进行减压，但通常会导致节段不稳定，通常辅以融合技术[1,2]。采用椎旁入路保留关节突关节的显微减压术可以直接进入椎间孔或远外侧病变，同时最大限度地减少对关节突关节的侵犯，并减少术后背痛[3-5]。这项技术被认为是手术治疗腰椎椎间孔或远侧狭窄的金标准。然而，术后下肢疼痛或感觉障碍与对背根神经节的过度操作有关[6-8]。

　　最近，各种微创技术已被开发用于治疗腰椎椎间孔狭窄。许多作者报道了使用一种被称为内镜下椎间孔型椎间盘切除术（伴有或不伴有椎间孔切开术）的技术[9-11]。然而，这些微创技术的应用仅限于椎间孔软性椎

**电子补充资料**　本章的在线版本（https://doi.org/10.1007/978-981-16-2206-9_7）包含补充资料和视频，可供授权用户使用。

间盘突出症或并发轻度椎间孔狭窄。此外，该技术的实际应用因其陡峭的学习曲线而受到限制。扩孔器、钻头和 Kerrison 咬骨钳等内镜器械的最新提升，为更精细和复杂的椎间孔操作铺平了道路。这使得内镜下腰椎椎间孔切开术得到了更广泛的应用，可以更安全地进入狭窄的椎间孔，并对顽固的骨性狭窄进行更彻底的减压[12-15]。此外，在该手术中使用侧面发射 Ho:YAG 激光，进一步使外科医生能够更快地治疗椎间孔狭窄，且并发症更少[16,17]。

## 7.2　适应证

腰椎椎间孔至椎间孔外狭窄导致神经根病且经保守治疗（药物治疗、物理治疗、经椎间孔神经根阻滞）后症状未缓解的患者应考虑进行内镜下腰椎椎间孔切开术。

## 7.3　手术步骤

在使用局部麻醉和清醒镇静后，将患者俯卧在射线透视台上。患者肌内注射咪达唑仑（0.05mg/kg）、静脉注射芬太尼（0.8μg/kg）作为术前用药。根据患者的情况，可以在手术过程中给予额外的药物。适当的皮肤进入点是在检查患者的腰围和术前影像学研究后预先确定的，并通过术中透视检查确认。大概的进入点应该是在距离中线 8~12cm 处。

在透视引导下给予 2% 的利多卡因进行局部麻醉后，插入 18 号脊椎针。将针头放置在上关节突（SAP）近尾部的表面，以避免对退出的神经根造成损伤，然后用导丝代替。通过导丝插入一系列扩张器，并将其放置在椎间孔区域以轻轻缩回退出的神经根，并提供进入椎间孔区域的引导。然后，沿着扩张导管置入末端工作带有舌瓣的套管，并将其放置在 SAP 的腹侧。如果因出口神经根导致患者出现过度疼痛，则工作套管可以稍微回缩调整。在透视引导下确认工作套管的放置后，通过工作套管引入内镜，外科医生可以通过内镜可视化确认适当的放置，并可以开始椎间孔减压术（图 7.1）。

椎间孔减压术的第一步是切除肥大的上关节突和部分椎弓根。这可以被描述为椎间孔减压过程，因为这一步骤提供了直接的椎间孔减压，并为椎间孔内更精确的减压创造了更大的安全工作空间（图 7.2）。在内镜的直接引导下，使用透视或内镜磨钻的骨钻孔机可以有效地切除增生的骨。虽然骨钻可

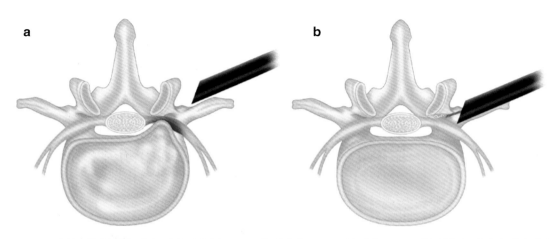

图 7.1　内镜下腰椎椎间孔切开术示意图。(a)工作通道位于 SAP 的下表面。(b)使用钳子、冲头和激光进行椎间孔减压。

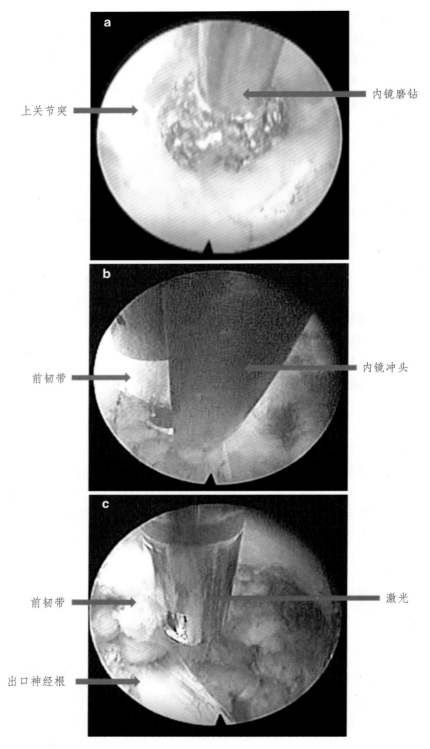

图7.2　内镜下腰椎椎间孔切开术的术中内镜视图。(a)使用内镜磨钻进行椎间孔去顶。(b)使用冲头和钳子完成软组织减压。(c)激光器用于更复杂的减压。(待续)

以减少手术时间,但内镜钻孔是在直接可视化下进行的,从而更安全有效。各种类型的内镜磨钻可用于有效的椎间孔切开术。将骨质从尾部到颅部、从狭窄椎间孔的外部到内部进行去除,直到出现黄韧带和纤维化软组织。骨减压后,通过内镜应能看到椎间孔结构,如椎间孔韧带、黄韧带、覆盖出口神经根的神经周围脂肪、肩部骨赘和椎间盘表面。然后,工作套管和内镜可以进一步推进到加宽的椎间孔区域,以进行更复杂的减压。通过旋转套管,工作套管的斜面可以用作实用的神经根牵开器。

完成椎间孔去顶后,通过使用各种机械器械和侧面发射 Ho:YAG 激光去除任何有问题的软组织和粘连来进一步减压(图 7.2b,c)。在孔的背侧,可以使用内镜打孔器和侧面发射激光去除任何压迫神经根的肥大的黄韧带。在腹侧,如果有突出的椎间盘碎片,可以使用垂体钳和侧面发射激光去除。使用内镜打孔器和解剖探针可以减少和溶解被包含的多余椎间盘和周围的软组织粘连。双极射频同时用于收缩椎间盘、解剖神经粘连和控制硬膜外出血。

腹侧韧带和肩部骨赘也可以使用侧面发射激光蒸发。

当内镜下可以清晰地看到出口神经根和硬膜,并有一定的搏动后,即可视为减压彻底(图 7.2d)。然后使用灵活的弯曲组织解剖器在内镜可视化下探测并确认神经减压。手术的终点不仅应该暴露神经根,还应该完全释放并使神经组织可移动。然后用双极电凝器和止血剂止血,撤回内镜,皮下缝合后敷上无菌敷料。

## 7.4　Ho:YAG 激光在内镜下椎间孔切开术中的作用

Ho:YAG 激光是一种以脉冲模式使用的侧面发射激光器。Ho:YAG 激光的优点是对周围组织的热传导较少,因此被称为冷激光。这是内镜手术中最常用的激光。侧面发射激光束可以治疗任何难以接近的偏远或角落部位,可以消融或凝固特定病变,同时保护正常组织。Ho:YAG 激光可以直接去除任何有问题的黄韧带,可以安全地解剖纤维化瘢痕组织,并可以蒸发肩部骨赘。对于软

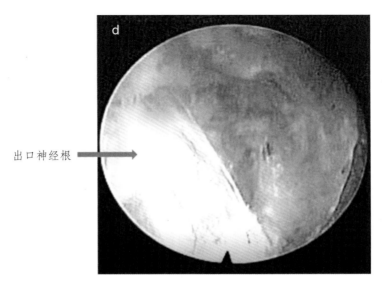

图 7.2(续)　(d)椎间孔完全减压的最终视图。

组织消融,激光的功率通常设置为40~60W,对于骨消融可以增加至80W[17]。

## 7.5 病例说明

### 7.5.1 病例1

　　一例 56 岁的男性患者出现右腿放射性疼痛和行走困难,这种疼痛持续了几年。磁共振成像显示,椎间盘塌陷、韧带肥厚和椎间盘突出导致右侧 L4~L5 椎间孔狭窄。患者接受了内镜下腰椎椎间孔切开术并取出突出的椎间盘。术后磁共振成像显示右侧 L4~L5 椎间孔狭窄完全减压。患者的症状完全缓解(图 7.3)。

### 7.5.2 病例2

　　一例 73 岁的女性患者表现为右腿放射痛和行走困难。2 年前,她接受了腰椎前路椎间融合术(ALIF)和 L2~L5 水平的经皮螺钉固定术。据磁共振成像所示,L4~L5 水平的椎间盘突出和椎间孔狭窄在她腰椎前路椎间融合术后立即拍摄的术后图像中不可见。椎间盘凹陷和椎间盘突出导致 L4~L5 水平右侧椎间孔逐渐狭窄。由于 L4~L5 级别已经融合,因此该患者选择了局部麻醉下的内镜减压。她接受了内镜下腰椎椎间孔切开术,并取出了突出的椎间盘。术后磁共振成

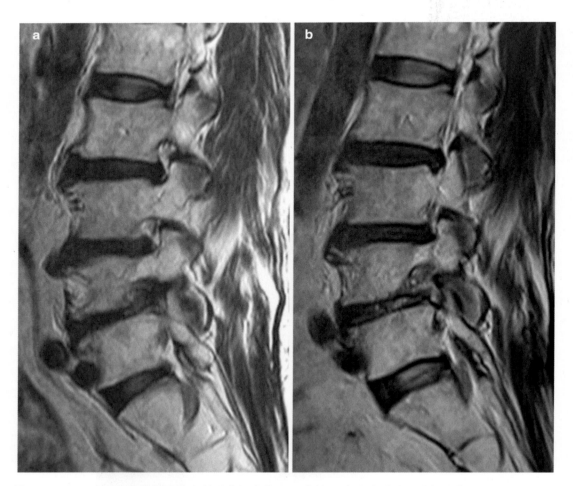

图 7.3　L4~L5 水平右侧椎间孔狭窄的磁共振成像。(a)术前 T2 加权矢状位磁共振成像显示椎间孔狭窄。(b)术后 T2 加权矢状位磁共振成像显示完全减压。

像显示右侧 L4~L5 椎间孔区域完全减压，患者的症状几乎完全缓解（图 7.4）。

## 7.6　结论

内镜下腰椎椎间孔切开术是治疗腰椎椎间孔狭窄安全有效的方法。尽管在外科技术方面有相当艰难的学习曲线和进步，但内镜设备的多样性和质量，以及 Ho：YAG 激光的使用，帮助该手术变得更加容易和实用。此外，对于那些有妨碍全身麻醉使用的潜在疾病的患者来说，在局部麻醉下进行内镜下腰椎椎间孔切开术可以被认为是一个很好的选择。

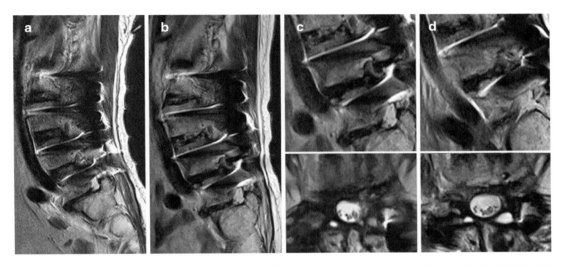

图 7.4　融合术后 L4~L5 水平右侧椎间孔狭窄的磁共振成像。(a)初次融合术后的磁共振成像显示没有椎间孔狭窄的迹象。(b)椎间盘高度逐渐降低，椎间盘突出，导致右侧 L4~L5 水平的椎间孔狭窄。(c)术前 T2 加权矢状位磁共振成像显示椎间孔狭窄。(d)术后 T2 加权矢状位磁共振成像显示完全减压。

（文天林　黄崇铨　贾彦清　译）

## 参考文献

1. Jenis LG, An HS. Spinal update. Lumbar foraminal stenosis. Neurospine. 2000;25:389–94.
2. Epstein NE. Foraminal and far lateral lumbar disc herniations: surgical alternatives and outcome measures. Spinal Cord. 2002;40:491–500.
3. Reulen HJ, Pfaundler S, Ebeling U. The lateral microsurgical approach to the "extracanalicular" lumbar disc herniation. I: a technical note. Acta Neurochir. 1987;84:64–7.
4. Wiltse LL. The paraspinal sacrospinalis-splitting approach to the lumbar spine. Clin Orthop Relat Res. 1973;91:48–57.
5. Wiltse LL, Spencer CW. New uses and refinements of the paraspinal approach to the lumbar spine. Spine. 1988;13:696–706.
6. Chang HS, Zidan I, Fujisawa N, Matsui T. Microsurgical posterolateral transmuscular approach for lumbar foraminal stenosis. J Spinal Disord Tech. 2011;24:302–7.
7. Donaldson WF, Star MJ, Thorne RP. Surgical treatment for the far lateral herniated lumbar disc. Spine. 1993;18:1263–7.
8. Lejeune JP, Hladky JP, Cotten A, Vinchon M, Christiaens JL. Foraminal lumbar disc herniation. Experience with 83 patients. Spine (Phila Pa 1976). 1994;19:1905–8.
9. Knight M, Goswami A. Management of isthmic spondylolisthesis with posterolateral endoscopic foraminal decompression. Spine. 2003;28:573–81.
10. Schubert M, Hoogland T. Endoscopic transforaminal nucleotomy with foraminoplasty for lumbar disk herniation. Oper Orthop Traumatol. 2005;17:641–61.
11. Jang JS, An SH, Lee SH. Transforaminal percutaneous endoscopic discectomy in the treatment of foraminal and extraforaminal lumbar disc herniations. J Spinal Disord Tech. 2006;19:338–43.
12. Ahn Y, Lee SH, Park WM, Lee HY. Posterolateral percutaneous endoscopic lumbar foraminotomy for L5-S1 foraminal or lateral exit zone stenosis. Technical note. J Neurosurg. 2003;99:320–3.
13. Knight MT, Goswami A, Patko JT, Buxton

N. Endoscopic foraminoplasty: a prospective study on 250 consecutive patients with independent evaluation. J Clin Laser Med Surg. 2001;19:73–81.

14. Ahn Y, Oh HK, Kim H, Lee SH, Lee HN. Percutaneous endoscopic lumbar foraminotomy: an advanced surgical technique and clinical outcomes. Neurosurgery. 2014;75:124–33.

15. Ahn Y, Keum HJ, Son S. Percutaneous endoscopic lumbar foraminotomy for foraminal stenosis with postlaminectomy syndrome in geriatric patients. World Neurosurg. 2019;130:E1–7.

16. Ahn Y, Keum HJ, Shin SH, Choi JJ. Laser-assisted endoscopic lumbar foraminotomy for failed back surgery syndrome in elderly patients. Lasers Med Sci. 2020;35:121–9.

17. Ahn Y, Lee U. Use of lasers in minimally invasive spine surgery. Expert Rev Med Devices. 2018;15:423–33.

# 第 8 章

# CO₂激光显微镜下腰椎间盘切除术治疗旁中央型椎间盘突出症

Dong Hyun Bae, Junseok Bae

**摘要**

微创显微镜下腰椎间盘切除术是脊柱领域治疗旁中央型椎间盘突出症最常见的手术技术。传统上,椎间盘突出的治疗主要是去除突出的椎间盘游离组织和椎间盘中的间隙组织。相反,与传统的开放式椎间盘切除术相比,仅切除游离的椎间盘组织或激光辅助下小的纤维环切开术具有可以通过狭窄视野有效去除椎间盘的优点。根据激光的使用,可以尽可能地保留正常的结构,并且可以准确而精细地去除小的病变。它在降低复发率和术后腰痛方面有些许优点。据推测,激光诱导的化生,以及调节促炎和抗炎因子是其机制。因此,激光辅助切除游离的椎间盘组织可能是传统显微椎间盘切除术的有效替代方案。

**关键词**

激光椎间盘切除术;激光手术;微创手术;小开窗式腰椎间盘切除术;旁中央型椎间盘突出症

**电子补充资料** 本章的在线版本(https://doi.org/10.1007/978-981-16-2206-9_8)包含补充资料和视频,可供授权用户使用。

## 8.1 概述

微创显微镜下腰椎间盘切除术是近年来最常见的手术方法。传统上,纤维环切开术和椎间盘切除术都是用手术刀进行的。然而,即使在很小的空间内,使用激光进行纤维环切开术也很容易,也可以准确地去除或蒸发小的损伤。它具有通过抑制激光烧灼部位的组织再生来稳定自身的机制。因此,使用激光进行显微镜下腰椎间盘切除术对操作更简单、更安全有很大的帮助。

## 8.2 适应证

其适应证与传统的显微镜下腰椎间盘切除术治疗旁中央型腰椎间盘突出症几乎相同。如果有椎间盘破裂或突出,并有相应的腰痛或同侧放射痛,且保守治疗没有改善,可以考虑手术治疗。它也是马尾综合征或进行性运动无力的紧急手术的适应证。激光手术的适应证也没有什么不同。然而，与传统的显微镜下腰椎间盘切除术相比，它可以应用于更小、更窄的病变。因此，它具有减少椎板切除术面积和小关节损伤的优点。

## 8.3 手术技术

　　大多数手术与传统微创显微镜下椎间盘切除术几乎相同。利用导针 X 线透视定位后，在病灶侧，即棘突最外侧适当的椎间盘间隙处做皮肤切口。典型的皮肤切口长 20~25mm。切口允许横向插入 20mm 宽的骨膜分离器，以在从骨中骨膜下解剖肌肉后将其向内缩回。一旦椎板暴露，就使用高速钻头进行肺形部分半椎板切除术和椎间孔切开术，以暴露黄韧带（图 8.1）。然后整体切除，露出硬膜外腔（图 8.2）。通过小心地回缩硬膜囊和穿过神经根来暴露受影响的椎间盘（图 8.3）。用双极凝固器凝固椎间盘

周围的硬膜外静脉，并用神经根牵开器轻轻缩回神经根，露出破裂的碎片。通常，破裂的椎间盘碎片是在从神经根下轻轻移

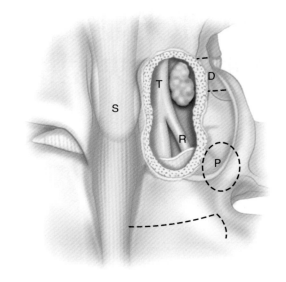

图 8.2　图像显示黄韧带切除术后硬膜囊的暴露和穿过根部的整体方式（S，棘突；D，椎间盘；P，椎弓根；T，硬膜囊；R，神经根）。

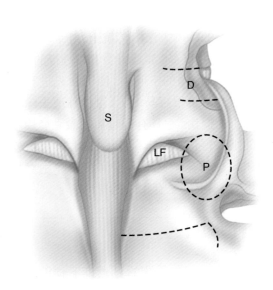

图 8.1　图像显示肺形部分半椎板切除术的区域。上边界是关节间部或上终板，外侧边界是下椎弓根内侧边界的虚拟延伸。下边界是下椎弓根下边界的虚拟延伸。内侧边界是中线（S，棘突；D，椎间盘；P，椎弓根；LF，韧带）。

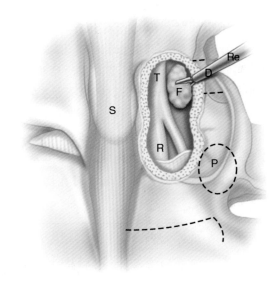

图 8.3　图像显示神经根轻轻回缩后破裂的碎片暴露在椎间盘间隙中（S，棘突；D，椎间盘；P，椎弓根；T，硬膜囊；R，神经根；Re，牵开器；F，碎片）。

动后取出的。但在椎间盘突出的病例中，使用 $CO_2$ 激光器（Sharplan30C，Lumenis，Yokneam，Israel）以尽可能小的开口进行环切开术（图 8.4）。通过使用 $CO_2$ 激光扩大这个孔，外科医生可以在穿过的神经根缩回的情况下进行足够的纤维环切开术来去除碎片（图 8.5）。此时，不要将激光照射得太深，因为如果将激光照射到远超前环的位置，可能会导致严重的血管损伤[1]。为了防止这些并发症，在进行椎间盘中激光消融时，有必要用生理盐水填充椎间盘间隙（图 8.6）。此外，当用激光烧灼椎间盘时，汽化产生的热可能会导致神经根损伤。因此，充足的生理盐水灌注是必要的。在仔细检查是否

有任何隐藏的碎片并使用探针释放神经根后，以传统方式闭合伤口。

## 8.4　术后注意事项

外科医生只考虑使用传统/侵袭性椎间盘切除术或碎片切除术/隔离切除术的手术方式，这长期以来一直是一个争论的话题。有几篇相互矛盾的文献。McGirt 等[2]报告称，碎片切除术后复发性椎间盘突出的发生率为 7%，而侵袭性椎间盘切除术的发生率则为 3.5%。然而，Fakuri 等[3]发现，骨隔离切除组的再愈合率略低于传统微创椎间盘切除组。另一方面，Baek 等[4]揭示了碎片切除术

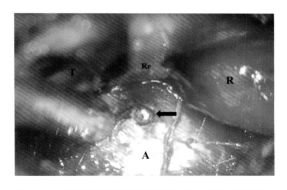

图 8.4　显微镜下腰椎间盘切除术的显微镜视图。用激光进行纤维环切开术（箭头所示）（T，底囊；R，神经根；Re，牵开器；A，纤维环）。

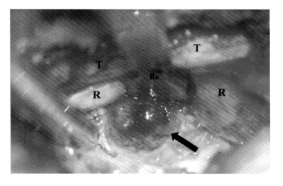

图 8.6　显微镜下腰椎间盘切除术的显微镜视图。用生理盐水填充椎间盘间隙（T，硬膜囊；R，神经根；Re，牵开器）。

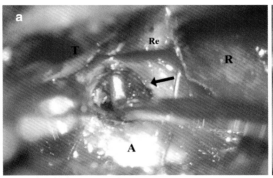
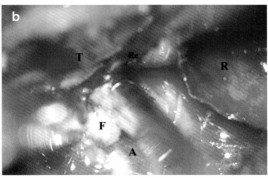

图 8.5　显微镜下腰椎间盘切除术的显微镜视图。激光扩张纤维环切开术（箭头所示）后，(a)通过足够大小的纤维环切除椎间盘碎片。(b)（T，硬膜囊；R，神经根；Re，牵开器；A，纤维环）。

和传统微创椎间盘切除术组之间的复发率没有显著差异。传统腰椎间盘切除术和碎片切除术在复发率方面的区别很难得出。然而，由于激光诱导的化生，激光辅助椎间盘切除术被认为可以减少复发[5,6]。

术后腰痛也是许多外科医生非常关心的问题。传统的椎间盘切除术是通过去除挤压的椎间盘碎片和椎间盘间隙内的组织来进行的。已知这些手术方法的腰痛发生率高于单纯碎片切除术[7]。然而，Baek 等[4]报道，碎片切除术组和传统微创椎间盘切除术组的术后疼痛等级评分没有显著差异。因此，单纯碎片切除术比传统的微创椎间盘切除术更有利于患者的预后。此外，激光还对环形痛觉感受器起到抗炎症和增殖作用[8,9]。

因此，激光辅助碎片切除术可能是传统显微镜下椎间盘切除术的有效替代方案。因为激光能够通过狭窄的手术通道有效去除椎间盘突出，并且不会对椎板和小关节造成过度损伤。它有助于保持正常的椎间盘和脊椎的稳定性。因此，从短期和长期来看，激光辅助碎片切除术是一种有效的方法。

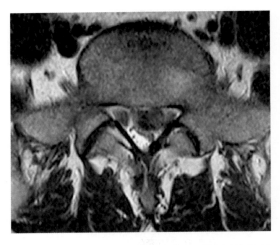

图 8.7　T2 加权轴位磁共振成像显示挤压的椎间盘碎片在 L5~S1 水平压迫 S1 神经根。

## 8.5　病例说明

一例 40 岁的男性患者因其腰痛、左下肢放射痛和持续一个月的麻木来我院就诊。他在其他医院接受了保守治疗。磁共振成像显示 L5~S1 水平椎间盘突出，导致左侧 S1 神经根受损（图 8.7）。患者接受了使用激光进行的微创椎间盘切除术治疗椎间盘突出症。手术技术如上所述。S1 神经根和硬膜囊轻轻回缩后，通过腋窝间隙识别出破裂的椎间盘碎片，并去除破裂的颗粒。然后，用激光进行纤维环切开术（图 8.8a）。成功取出包含的椎间盘，没有神经根损伤（图 8.8b）。与该患者一样，环形撕裂位于中线附近，需要通

过腋窝进行纤维环切开术。在这种情况下使用手术刀是危险的，但使用激光是安全的。患者的左下肢疼痛在手术后得到改善。

在传统的显微镜下椎间盘切除术中，大多数手术医生使用手术刀进行纤维环切开术（图 8.9）。它占据了手术通道的大部分区域，会造成神经根损伤的风险。另一方面，在该患者的情况下，激光可以精确地聚焦并通过小通道蒸发目标环。

## 8.6　结论

显微镜下腰椎间盘切除术治疗旁中央型椎间盘突出症是脊柱领域最常见的手术之一，同时微创技术正在该领域普及。与传统的手术刀椎间盘切除术相比，仅进行椎间盘碎片切除术或激光辅助的小椎间盘纤维环切开术具有在狭窄视野内有效切除椎间盘和保留正常结构的优点。

与手术刀相比，激光在精确度方面更具优势。这些优势包括可用于脆弱的组织，对组织的操作极少，出血、肿胀和创伤较小。因此，它在椎间盘旁中央突出的狭小空间中非常有用。

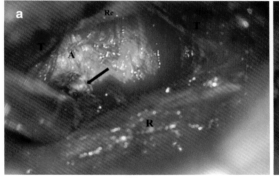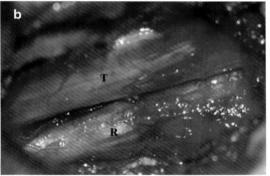

图 8.8　L5~S1 水平的显微镜视图。在适当的椎板切除术和黄韧带切除术后,识别出 S1 神经根和突出的椎间盘。用垂体咬骨钳通过腋窝间隙切除破裂的碎片。然后,用激光进行纤维环切开术(箭头所示)。(a)实现左侧 S1 神经根和硬膜囊的完全减压(b)。

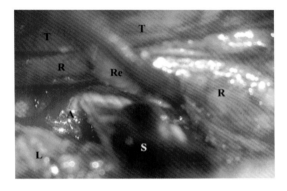

图 8.9　常规环状膜切开术第 15 号手术刀的显微镜视图(T,鞘囊;R,神经根;Re,牵开器;A,环;L,椎板;S,第 15 号手术刀)。

（张启维　李浩　李俊　译）

# 参考文献

1. Jeon S-H, Lee S-H, Choi W-C. Iliac artery perforation following lumbar discectomy with microsurgical carbon dioxide laser: a report of a rare case and discussion on the treatment. Spine. 2007;32(3):E124–E5.
2. McGirt MJ, Ambrossi GLG, Datoo G, Sciubba DM, Witham TF, Wolinsky J-P, et al. Recurrent disc herniation and long-term back pain after primary lumbar discectomy: review of outcomes reported for limited versus aggressive disc removal. Neurosurgery. 2009;64(2):338–45.
3. Fakouri B, Patel V, Bayley E, Srinivas S. Lumbar microdiscectomy versus sequestrectomy/free fragmentectomy: a long-term (> 2 y) retrospective study of the clinical outcome. Clin Spine Surg. 2011;24(1):6–10.
4. Baek G-S, Kim Y-S, Lee M-C, Song J-W, Kim S-K, Kim I-H. Fragmentectomy versus conventional microdiscectomy in single-level lumbar disc herniations: comparison of clinical results and recurrence rates. J Korean Neurosurg Soc. 2012;52(3):210.
5. Kim J-S, Choi G, Jin S-R, Lee S-H. Removal of a discal cyst using a percutaneous endoscopic interlaminar approach: a case report. Photomed Laser Surg. 2009;27(2):365–9.
6. Oh H-S, Kim J-S. Clinical Application of CO$_2$ Laser. CO$_2$ Laser: Optimisation and Application. 2012:357.
7. Soliman J, Harvey A, Howes G, Seibly J, Dossey J, Nardone E. Limited microdiscectomy for lumbar disk herniation: a retrospective long-term outcome analysis. Clin Spine Surg. 2014;27(1):E8–E13.
8. Fukuda TY, Tanji MM, Silva SR, Sato MN, Plapler H. Infrared low-level diode laser on inflammatory process modulation in mice: pro-and anti-inflammatory cytokines. Lasers Med Sci. 2013;28(5):1305–13.
9. Plapler H, Mancini MW, Sella VR, Bomfim FR. Evaluation of different laser wavelengths on ablation lesion and residual thermal injury in intervertebral discs of the lumbar spine. Lasers Med Sci. 2016;31(3):421–8.

# 第 9 章

# $CO_2$ 激光腰椎间盘切除术治疗钙化性椎间盘突出症

Yong Soo Choi

## 摘要

腰椎间盘突出症是脊柱疾病中较为常见的一种。随着有创和非侵入性治疗的发展,治疗方法非常多样化,预后日益改善。然而,钙化性椎间盘突出的腰椎间盘突出的治疗方法与软性椎间盘突出的治疗方法略有不同。硬性椎间盘突出之所以被称为"硬",是因为在很多情况下它不容易被切除。钙化性椎间盘突出症往往不容易与周围组织分离,而且往往难以用机械工具切除。激光为治疗这种硬性椎间盘突出症提供了一种非常有效和安全的方法。通过激光,可以更容易、更安全地切除钙化性椎间盘突出,从而提高手术成功率。

## 关键词

硬性椎间盘;椎间盘钙化;椎间盘突出;椎间盘切除术;$CO_2$激光

## 9.1 概述

钙化性椎间盘突出症的手术切除比软性椎间盘突出症的切除更为复杂[1]。硬性椎间盘与周围组织紧密附着,不易切除,与神经组织粘连的可能性很大,往往难以用机械装置固定。当取出硬性椎间盘碎片时,由于周围组织和硬性椎间盘碎片的粘连,首选开放式显微镜下椎间盘切除术[2]。很少有关于有效和安全切除钙化性椎间盘的描述[3]。在切除钙化的突出椎间盘时,可能会发生神经损伤或椎间盘切除不充分等并发症[4]。因此,应设计为有效和安全地去除钙化性突出的椎间盘。显微镜下椎间盘切除术是目前用于去除突出椎间盘的标准方法[5,6]。在手术视野中,神经组织和突出的椎间盘被识别,神经组织可以被安全地缩回,并且有效地使用椎间盘切除的工具。特别是当切除钙化性椎间盘时,激光比其他机械工具更有用。通过使用激光,神经损伤被最小化,钙化性椎间盘与周围组织很好地分离。它还允许去除残留的硬性骨块。在手术中以各种方式使用的激光在去除钙化性椎间盘时也是一种很好的工具。

## 9.2 手术技术

钙化性椎间盘突出症的发生率尚不清楚,但并非罕见。如果椎间盘突出没有被有效吸收或去除,它会随着时间的推移而变硬。此外,钙化的椎间盘碎片可能与周围的软椎间盘物质一起脱垂。当这些钙化的椎间盘压迫神经组织时,可能会出现疼痛和神经系统症状。在这些情况下,如果症状没有缓解,并且持续或恶化,可能需要进行有效的减压。钙化的椎间盘可以通过开放式脊柱手术或内镜下椎间盘切除术来去除。当通过开放式手术去除钙化的椎间盘时,坚硬的突出的椎间盘通常难以用手术刀切割,有时可能需要用电钻或大型器械去除。当使用这些工具时,椎间盘的缺陷变大,导致椎间盘突然退行性变,椎间盘高度降低,或神经结构受损。$CO_2$激光提供了一种安全有效的外科手术方法,而没有使用大型工具去除钙化的突出椎间盘方面的缺点。如果在显微镜视野下进行手术,如椎板切除术,则可以识别如硬膜和神经根等的神经结构。当这些神经结构被牵开器牵引时,就会看到椎间盘。显微镜视野中可见钙化突出的椎间盘。椎间盘切除术是通过确定椎间盘突出的程度来进行的。如果钙化的椎间盘很小,可以用$CO_2$激光将其烧毁。如果钙化突出的椎间盘体积较大,应计划进行椎间盘切除术,以便有效、安全地完全切除。当手术切除一个大的钙化突出椎间盘时,$CO_2$激光是一种积极和理想的工具。如果硬性椎间盘被软性椎间盘包围并挤压,则使用激光围绕坚硬部分燃烧来固定边界线(图9.1)。然后,将坚硬部分与周围分离并浮起,这些部分很容易用物理工具去除。未被去除的突出椎间盘可以使用激光干净地去除(图9.2)。如果在不使用激光的情况下试图用手术刀等工具切除硬性椎间盘,则无法准确地知道硬组织的边界,并且软性的正常椎间盘可能被过度损伤。此外,所连接的软组织可能会干扰硬盘的去除。可在脊柱手术期间使用的激光器,尤其是$CO_2$激光器,可以以多种方式被使用。其中一种方法可以很容易地用来去除硬性椎间盘,即钙化突出

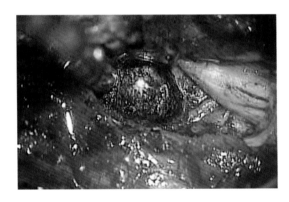

图9.2　可以使用机械工具切除从周围组织中分离出来的硬性椎间盘,但可以使用激光切除正常的椎间盘组织,同时保持正常的椎间盘组织。

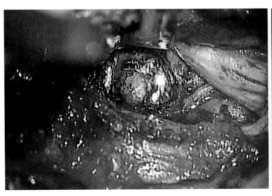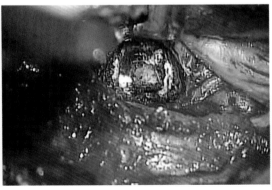

图9.1　椎板切除术和黄韧带切除术后左侧 L5~S1 水平钙化的椎间盘突出,用 $CO_2$ 激光烧伤边界。用激光将坚硬部分从周围的组织中分离出来,因此很容易去除。

的椎间盘。使用激光的椎间盘切除术比使用机械工具更准确,更容易执行。

## 9.3 结论

关于钙化性椎间盘突出症的描述是很罕见的。如果由于椎间盘压迫神经而出现症状,有必要去除它。硬性椎间盘常附着于周围的组织,用机械工具去除它往往是困难的,比去除软性椎间盘突出更困难。激光有助于克服这些扩散,并有效和安全地去除钙化的突出椎间盘。

(陈晓峰 刘东华 田宇 译)

## 参考文献

1. Shao J, Yu M, Jiang L, et al. Differences in calcification and osteogenic potential of herniated discs according to the severity of degeneration based on Pfirrmann grade: a cross-sectional study. BMC Musculoskelet Disord. 2016;17:191.
2. Katayama Y, Matsuyama Y, Yoshihara H, et al. Comparison of surgical outcomes between macro discectomy and micro discectomy for lumbar disc herniation: a prospective randomized study with surgery performed by the same spine surgeon. J Spinal Disord Tech. 2006;19:344–7.
3. Kim HS, Adsul N, Ju YS, et al. Full endoscopic lumbar discectomy using the calcification floating technique for symptomatic partially calcified lumbar herniated nucleus pulposus. World Neurosurg. 2018;119:500–5.
4. Dabo X, Ziqiang C, Yinchuan Z, et al. The clinical results of percutaneous endoscopic interlaminar discectomy (PEID) in the treatment of calcified lumbar disc herniation: a case-control study. Pain Physician. 2016;19:69–76.
5. Postacchini F, Postacchini R. Operative management of lumbar disc herniation: the evolution of knowledge and surgical techniques in the last century. Acta Neurochir Suppl. 2011;108:17–21.
6. Maroon JC. Current concepts in minimally invasive discectomy. Neurosurgery. 2002;51:S137–45.

# 第 10 章

# CO₂ 激光显微镜下腰椎间盘切除术治疗椎间孔及椎间孔外椎间盘突出症

Dong-Ju Yun

**摘要**

局限于神经孔区域的椎间盘突出症称为椎间孔型腰椎间盘突出症（FLDH）。从神经孔向外突出的椎间盘构成椎间孔外腰椎间盘突出症（EFLDH）。经椎旁入路显微镜下腰椎间盘切除术被认为是手术治疗 FLDH 和 EFLDH 的金标准。然而，由于解剖结构复杂，手术野狭窄，神经牵拉过度，减压不彻底，术后可能会出现并发症。采用 CO₂ 激光经椎旁入路行显微镜下腰椎间盘切除术治疗 FLDH 和 EFLDH 可最大限度地减少脊神经牵拉和组织损伤。在本章中，我们描述了使用 CO₂ 激光经椎旁入路进行显微镜下腰椎间盘切除术治疗 FLDH 和 EFLDH 的手术方法，并讨论了 CO₂ 使用的有效性。

**关键词**

椎间孔；椎间孔外；椎间盘；激光；显微镜

## 10.1 概述

椎间孔、椎间孔内、远外侧、极外侧和管外椎间盘突出是用于定义椎间盘突出进入椎间孔或椎间孔外侧区域的术语。局限于神经孔区域的椎间盘突出称为椎间孔型腰椎间盘突出症（FLDH）。从神经孔向外突出的椎间盘称为椎间孔外腰椎间盘突出症（E-FLDH）。据报道，FLDH 和 EFLDH 占椎间盘突出的 7%~12%[1-4]。它们最常发生在 L3~L4 或 L4~L5 水平，其次是 L5~S1[4]。FLDH 和 EFLDH 压迫退出的脊神经和背根神经节，从而引起下肢的极度放射性疼痛。

有一些关于下肢的手术治疗报道。1968 年，Wiltseetal. 首次报道了用于腰椎关节融合术的椎旁入路[5]。1985 年，Recoules-Arche 报告

**电子补充资料** 本章的在线版本（https://doi.org/10.1007/978-981-16-2206-9_10）包含补充资料和视频，可供授权用户使用。

了一种经肌入路治疗 FLDH 和 EFLDH 的手术方法[6]。在 1987 年，Reulenetal 和 Fankhauser 等报道了一种通过肌旁和经肌技术进行 FLDH 和 EFLDH 手术治疗的显微镜手术方法[7,8]。在 1996 年，Reulenetal 报道了通过外侧入路治疗 L5~S1 水平 EFLDH 所需的显微外科解剖结构[9,10]。从那时起，许多研究报道了 FLDH 和 EFLDH 的椎旁入路[10-14]。经椎旁入路显微镜下腰椎间盘切除术已被用作 FLDH 和 E-FLDH 的有效手术治疗方法。该技术最大限度地减少了对周围组织的损伤，并保留了关节突关节，以避免术后不稳定，这可能需要进行融合手术[15]。然而，有报告称，由于过度神经操作或减压不完全，经椎旁入路治疗 FLDH 和 EFLDH 后出现术后下肢痛和感觉迟钝[3,11,14,15]。在椎旁入路中，关节突关节与脊神经之间的间隙通常较窄；因此，为了去除椎间盘组织，需要操纵脊神经以进入椎间盘间隙。但不应过度操作脊神经，也不应过度切除关节突关节以获得适当的手术视野。

使用 $CO_2$ 激光经椎旁入路显微镜下腰椎间盘切除术治疗 FLDH 和 EFLDH 可最大限度地减少脊神经牵拉和组织损伤。据报道，其提供了良好的临床结局[3,15,16]。在本章中，我们描述了使用 $CO_2$ 激光经椎旁入路显微镜下腰椎间盘切除术治疗 FLDH 和 EFLDH 的手术方法，并讨论了 $CO_2$ 使用的有效性。

## 10.2 适应证

• 当腰椎间盘突出位于椎弓根下方或椎弓根外时，通过神经成像（如磁共振成像）确定压迫脊神经。

• 神经影像学表现与临床表现一致。

• 即使通过保守治疗背部和神经根疼痛没有改善或症状恶化。

• 患者有神经功能缺陷，如严重的运动无力。

## 10.3 手术技术

构成腰椎椎间孔的骨性结构包括上、下椎弓根，椎体背侧，关节突关节的腹侧和峡部。椎旁入路的手术窗由峡部外侧面和内侧关节突关节的腹侧面和外侧面构成；椎弓根下缘和颅侧横突或突出的副突（如果存在）；尾侧上的尾横突的上边缘。从 L1~L2 水平到 L5~S1 水平，手术窗口逐渐变窄。

下至下腰椎水平，棘突至峡部外侧缘的距离逐渐增大，椎板逐渐覆盖椎体腰部。横突向下移动，在下腰椎水平有许多突出的副突。神经的过程在不同的水平发生变化，并因椎间盘突出而改变。

关节突关节变大，关节面从矢状向冠状逐渐改变。在进行椎旁入路时，在上腰椎水平，通过切除一小块骨性结构，可以获得足够的手术窗；然而，在下腰椎水平必须切除更多的骨性结构[3]（图 10.1）。

在切除这些骨性结构后，必须切除横突间韧带以进入椎间孔或椎间孔外区域。在横突间隙，这些韧带起分隔腰椎前后肌肉组织的作用。横突间韧带的形状和组成更像膜而不像真正的韧带。横突间韧带附着于头侧和尾侧横突。在内侧，韧带连接到峡部和小关节囊。在外侧，它们附着于胸腰椎筋膜[17]（图 10.1）。

### 10.3.1 L1~L2、L2~L3、L3~L4 和 L4~L5

患者以俯卧膝胸位躺在检查床上。拍摄侧位片以检查手术节段。通常，在中线外侧 2.5~3.5cm 处，放置 3~4cm 的垂直皮肤切口，并剥离皮下组织和胸腰椎筋膜。在多裂肌和最长肌之间可见纤维隔。术前使用 MRI 或 CT 检查有助于在定位水平检查多裂肌和最长肌之间纤维隔的位置。用指尖和剪刀在多裂肌和最长肌之间进行剥离。如果没有发现纤维隔，则在肌肉之间进行指尖剥离。用指

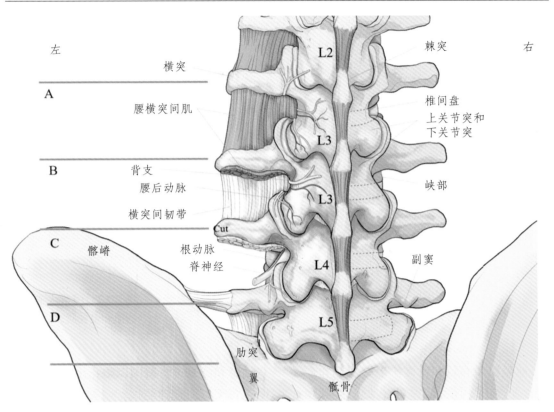

图 10.1　椎旁入路的手术解剖学特点。左：L2~L5 椎骨，包括肌肉、骨、韧带、血管和神经结构。A 区：在多裂肌和最长肌剥离后，可以识别腰横突间肌。B 区：切除腰横突间肌后，可识别横突间韧带。背支和腰后动脉穿过横突间韧带。C 区：切除横突间韧带后，可以识别脊神经。D 区：L5 横突和骶骨肋突之间的横突间韧带。在 L5 横突下方可见一突出的副突。右：从 L2~L3 到 L5~S1，椎间盘间隙被峡部和关节突关节所掩盖。棘突到峡部外侧缘的距离也增加。

尖检查关节突关节、峡部、横突的头侧和尾侧（图 10.2）。在牵拉或去除横突之间的横突间腰肌后插入自动牵开器（Papavero-Caspar 窥器，B Braun，Germany）。获取侧位片以再次验证手术节段。手术台向另一侧倾斜 10°~30°。用手术显微镜复查颅横突、乳头突、峡部、关节突关节和尾横突（图 10.3）。用高速金刚石磨头，沿着颅横突下部和上级关节突外部钻取峡部外侧部（图 10.4）。

　　钻取峡部外侧部是手术的重要步骤。当它从 L1 下降到 L5 时，椎板逐渐向外增宽。背根神经节大多位于 L1~L2、L2~L3 和 L3~L4 水平椎弓根下方或外侧。相反，在 L4~L5 和 L5~S1 水平，它们大多位于椎弓根下方或

内部。在 L1~L2、L2~L3 和 L3~L4 水平，从峡部间到脊髓外边界的距离相对较短，而在 L4~L5 和 L5~S1 水平，峡部间到脊髓外边界的距离相对较长 [18]。因此，L1~L2、L2~L3 和 L3~L4 水平的峡部钻孔尺寸应相对较小，L4~L5 和 L5~S1 水平的峡部钻孔尺寸应相对较大[13]。在上级关节突外表面钻孔时，手术台必须向对侧倾斜，并尽可能切削凹槽，以保留关节突关节。

　　将横韧带从骨结构中分离，并使用 Kerrison 冲孔器（B Braun，Germany）去除（图 10.5 和图 10.6）。小心地完全切除横韧带，避免损伤脊神经和神经节周围的神经血管束和脂肪组织。当切除横韧带时，纤维脂肪组

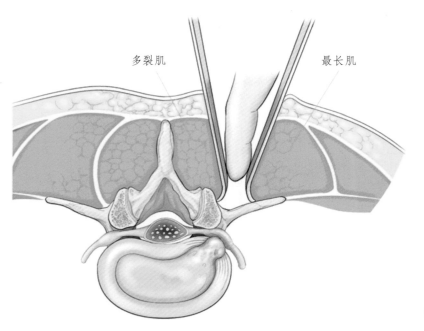

图 10.2 用指尖剥离多裂肌和最长肌。

织、神经根动静脉和背支位于脊神经和神经节上方。如果可能，应保留根动脉、静脉和主背支。然而，如果有必要，使用双极电凝对根

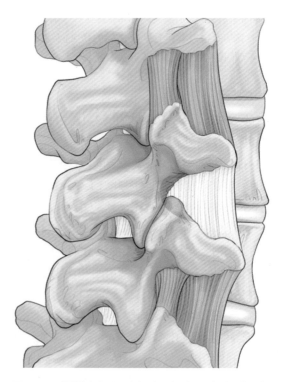

图 10.3 腰横突间肌剥离后。切除区域：部分峡部和上关节突被标记为将用钻头切除。

状动脉和静脉进行凝固以防止出血。也可切断主背支以使脊神经收缩。检查突出的椎间盘组织，并牵拉脊神经和神经节。应避免过度操作脊神经和神经节。用接到显微镜（Sharplan 30C, Lumenis, Yokneam, Israel）上的 $CO_2$ 激光器去除椎间盘突出。通过使用点状大小的激光束，可以精确地去除突出的椎间盘组织，同时最大限度地减少脊神经和神经节牵拉（图 10.7）。用探针检查残留的椎间盘组织，并用垂体钳进行椎间盘次全切除。在椎间孔狭窄的情况下，使用弯曲的椎间孔打孔器和激光进行椎间孔扩大。在确认脊神经的自由活动和释放后，进行复杂的止血。然后插入引流管，并进行常规伤口闭合。

## 10.3.2 L5~S1

由于冠状面关节突关节较大、椎弓根倾斜、靠近髂嵴或突出的骶翼，以及较高频率的突出副突，与 L1~L5 水平相比，L5~S1 水平的椎旁入路提供的手术野有限[19]。这些变化需要更多的骨切除，以暴露 L5~S1 水平的DRG、脊神经和椎间盘间隙。在剥离多裂肌

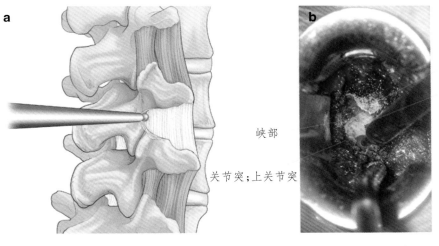

图 10.4 　(a)用钻头去除部分峡部、上关节突和横突。(b)手术视图。

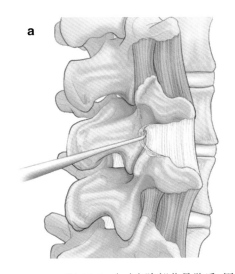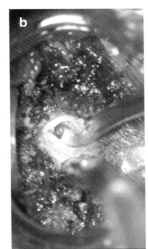

图 10.5 　(a)去除部分骨骼后，用 curret 将横突间韧带与骨骼分离。(b)手术视图。

和最长肌之间的纤维隔之前的手术程序与 L1~L5 水平的椎旁入路相同——使用指尖和剪刀。进行指尖剥离以确认由 L5 横突、L5~S1 小关节的外侧缘和骶骨上缘与肋突界定的三角形空间。插入自动牵开器（Papavero–Caspar 窥器，B Braun），并获得侧位 X 线片以再次检查手术水平。

手术台向对侧倾斜 30°~40°。使用手术显微镜，检查 L5 横突、乳头突、峡部、关节突关节和骶骨上缘与肋突。骶骨的小关节、峡部和肋突可以使椎间盘间隙和 L5 脊神经的

行程模糊。使用高速金刚石钻头在峡部间的外部、L5 横突的下缘和上关节突的外部钻孔。必要时，还可切除鼻翼和肋突的一部分。钻孔过程中必须小心避免损伤脊神经。确定 L5 脊神经和神经节上方的横突间韧带。使用 Kerrison 冲孔器去除横突间韧带。小心切除横突间韧带，以避免损伤 L5 脊神经和神经节周围的神经血管束和脂肪组织[12]。当横突间韧带被去除时，纤维脂肪组织、根动脉和根静脉及初级背支位于脊神经和脊神经节上方。如果可能，应保留根动脉和静脉及

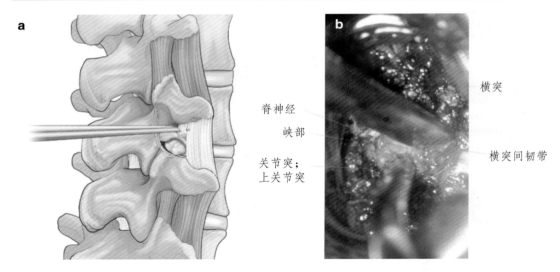

图 10.6　(a)用 Kerrison 冲孔器切除横突间韧带。(b)手术视图。

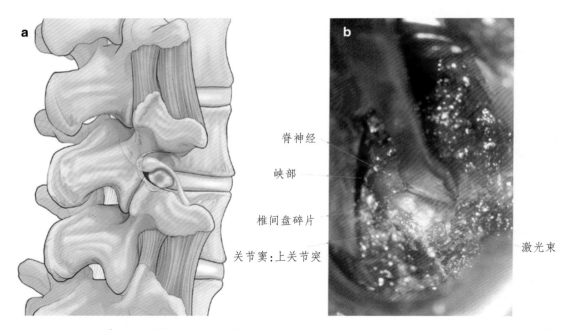

图 10.7　(a)切除横突间韧带后,检查压迫脊神经的突出椎间盘。回撤脊神经,并使用 $CO_2$ 激光去除突出的椎间盘组织。(b)手术视图。

初级背支。但是,如有必要,可使用双极电凝器凝固根动脉和根静脉,以防止出血。可以切断初级背支以牵开脊神经。检查突出的椎间盘组织,并牵开脊神经和神经节。应避免过度操作脊神经和脊神经节。使用连接到显微镜(Sharplan 30 C,Lumenis)的 $CO_2$ 激光器去除突出的椎间盘组织。使用总状大小的激光束可以精确地去除突出的椎间盘组织,同时最大限度地减少脊神经和神经节的回缩。随后的手术过程与先前所述相同(图 10.8)。

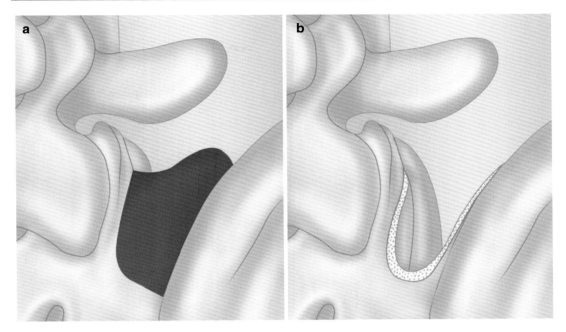

图 10.8　L5~S1 水平骨边界与骨切除面积的解剖关系。(a)应切除骨三角形[关节突关节外侧边缘、骶骨上缘和肋突],以进入椎间孔和椎间孔外区域。(b)切除骨三角形后。

## 10.4　病例说明

### 10.4.1　病例 1 L4~L5 水平经椎旁入路显微镜下腰椎间盘切除术

一例 59 岁的男性患者因右腿剧烈疼痛入院。VAS 评分为 10 分,右踝关节运动分级为 Ⅲ 级。MRI 显示右侧椎间孔区有腰椎间盘突出。使用 CO₂ 激光通过椎旁入路进行显微镜下腰椎间盘切除术。术后 MRI 证实椎间盘突出物被完全切除。术后,VAS 评分立即下降至 2 分。踝关节运动等级也改善到 Ⅴ 级(图 10.9)。

### 10.4.2　病例 2 L5~S1 水平经椎旁入路显微镜下腰椎间盘切除术

一例 63 岁的女性患者因右腿和背部严重疼痛入院。VAS 评分为 10 分。右侧可见腰椎间盘突出。磁共振成像显示椎间孔区域。

经椎旁入路使用 CO₂ 激光进行显微镜下腰椎间盘切除术。术后 MRI 证实椎间盘突出物被完全切除。术后 VAS 评分立即下降至 1 分(图 10.10)。

## 10.5　结论

经椎旁入路行显微镜下腰椎间盘切除术是 FLDH 或 EFLDH[3]手术治疗的金标准。据报道,经椎旁入路行显微镜下腰椎间盘切除术的成功率为 72%~83%[20,21]。然而,也有报道称,由于过度的神经操作或不完全减压,经椎旁入路治疗 FLDH 和 EFLDH 中出现术后下肢疼痛和感觉异常[3,11,14,15]。

位于椎间孔或椎间孔外区域的 DRG 容易受到机械性或皮肤刺激损伤。由于手术区域狭窄,过度的手术操作 DRG 可导致术后下肢疼痛和感觉异常[3]。在经椎旁入路行显微镜下腰椎间盘切除术时使用激光,应尽量减少对神经结构的操作。1986 年,首次有报

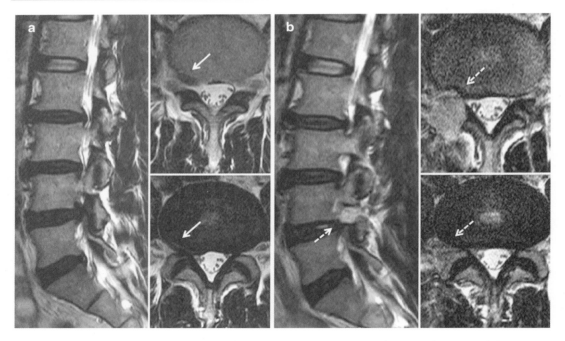

图 10.9 病例 1：L4~L5 水平经椎旁入路显微镜下腰椎间盘切除术。(a)术前腰椎脊柱 MRI：白色箭头所示为 L4~L5 水平椎间孔区腰椎间盘向上突出。(b)术后腰椎脊柱 MRI：白色虚线箭头所示为腰椎间盘突出已被完全切除。

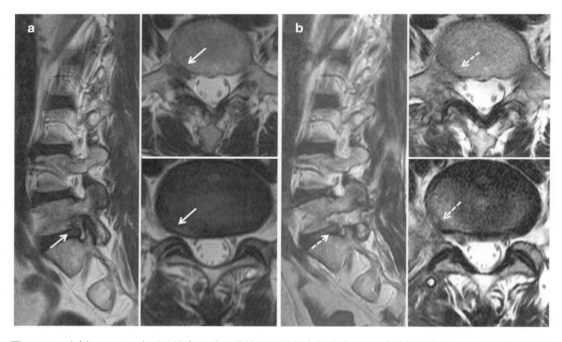

图 10.10 病例 2：L5~S1 水平经椎旁入路显微镜下腰椎间盘切除术。(a)术前腰椎脊柱 MRI：白色箭头所示为 L5~S1 水平椎间孔区腰椎间盘向上突出。(b)术后腰椎脊柱 MRI：白色虚线箭头所示为腰椎间盘突出已经被完全切除。

道称在腰椎间盘手术中使用 Nd:YAG 激光。从那时起,就有很多关于使用激光进行脊柱手术的报道[3,15,16,22-24]。激光通过蒸发[25]去除椎间盘。聚焦激光束的直径<0.5mm,而垂体钳等手术器械的宽度则>5mm[3]。因此,在经椎旁入路行显微镜下腰椎间盘切除术时使用激光可以更精确地切除病变。当经椎旁入路行显微镜下腰椎间盘切除术时,其优点是可以精确地去除椎间盘组织,同时最大限度地减少对周围组织的损伤和神经收缩,即使是在狭窄的手术视野内。然而,不可控激光辐射造成的神经结构的热损伤是一种严重的、不可逆的神经系统后遗症;因此,它必须被小心使用。

如果脊柱外科医生准确地了解治疗 FLDH 和 EFLDH 的椎旁入路所需的解剖结构和手术方法,并在尽量减少神经收缩的情况下进行 $CO_2$ 激光手术治疗,则术后临床效果可得到改善,并可减少并发症。

（张厚君　魏其鹏　张宝　译）

# 参考文献

1. Siebner HR, Faulhauer K. Frequency and specific surgical management of far lateral lumbar disc herniations. Acta Neurochir. 1990;105:124–31. https://doi.org/10.1007/BF01669995.
2. Epstein NE. Evaluation of varied surgical approaches used in the management of 170 far-lateral lumbar disc herniations: indications and results. J Neurosurg. 1995;83:648–56. https://doi.org/10.3171/jns.1995.83.4.0648.
3. Ahn Y, Lee U, Lee YJ, Keum HJ. Laser-assisted microdiscectomy for far lateral lumbar disc herniation at the L5-S1 level. Photomed Laser Surg. 2018;36:555–61. https://doi.org/10.1089/pho.2018.4497.
4. Epstein NE. Foraminal and far lateral lumbar disc herniations: surgical alternatives and outcome measures. Spinal Cord. 2002;40:491–500. https://doi.org/10.1038/sj.sc.3101319.
5. Wiltse LL, Bateman JG, Hutchinson RH, Nelson WE. The paraspinal sacrospinalis-splitting approach to the lumbar spine. J Bone Joint Surg Am. 1968;50:919–26. https://doi.org/10.2106/00004623-196850050-00004.
6. Recoules-Arche D. Surgery of disk hernia of the lumbar vertebral canal. Neurochirurgie. 1985;31:61–4.
7. Reulen HJ, Pfaundler S, Ebeling U. The lateral microsurgical approach to the "extracanalicular" lumbar disc herniation. I: A technical note. Acta Neurochir. 1987;84:64–7. https://doi.org/10.1007/BF01456353.
8. Fankhauser H, de Tribolet N. Extreme lateral lumbar disc herniation. Br J Neurosurg. 1987;1:111–29. https://doi.org/10.3109/02688698709034347.
9. Reulen H-J, Müller A, Ebeling U. Microsurgical anatomy of the lateral approach to extraforaminal lumbar disc herniations. Neurosurgery. 1996;39:345–51.; Discussion 350-1. https://doi.org/10.1097/00006123-199608000-00022.
10. Kotil K, Akcetin M, Bilge T. A minimally invasive transmuscular approach to far-lateral L5-S1 level disc herniations: a prospective study. J Spinal Disord Tech. 2007;20:132–8. https://doi.org/10.1097/01.bsd.0000211268.43744.2a.
11. Lee DY, Lee SH. Microdecompression for extraforaminal L5-S1 disc herniation; the significance of concomitant foraminal disc herniation for postoperative leg pain. J Korean Neurosurg Soc. 2008;44:19–25. https://doi.org/10.3340/jkns.2008.44.1.19.
12. Jang JS, An SH, Lee SH. Clinical analysis of extraforaminal entrapment of L5 in the lumbosacral spine. J Korean Neurosurg Soc. 2004;36:383–7.
13. Tessitore E, de Tribolet N. Far-lateral lumbar disc herniation: the microsurgical transmuscular approach. Neurosurgery. 2004;54:939–42.; Discussion 942. https://doi.org/10.1227/01.neu.0000115154.62636.77.
14. Viswanathan R, Swamy NK, Tobler WD, Greiner AL, Keller JT, Dunsker SB. Extraforaminal lumbar disc herniations: microsurgical anatomy and surgical approach. J Neurosurg. 2002;96:206–11. https://doi.org/10.3171/spi.2002.96.2.0206.
15. Lee DY, Lee SH. Carbon dioxide ($CO_2$) laser-assisted microdiscectomy for extraforaminal lumbar disc herniation at the L5-S1 level. Photomed Laser Surg. 2011;29:531–5. https://doi.org/10.1089/pho.2010.2954.
16. Kim JS, Oh HS, Lee SH. Usefulness of carbon dioxide laser for recurrent lumbar disc herniation. Photomed Laser Surg. 2012;30:568–72. https://doi.org/10.1089/pho.2012.3288.
17. Bogduk N. Clinical and radiological anatomy of the lumbar spine. Elsevier Health Sciences. 2012;45–6.
18. Hasegawa T, Mikawa Y, Watanabe R, An HS. Morphometric analysis of the lumbosacral nerve roots and dorsal root ganglia by magnetic resonance imaging. Spine (Phila Pa 1976). 1996;21:1005–9. https://doi.org/10.1097/00007632-199605010-00001.
19. Zhang HJKSNS. Koonja. Surgical atlas of spine. 2010;373–6.
20. Kunogi J, Hasue M. Diagnosis and operative treatment of intraforaminal and extraforaminal nerve root compression. Spine (Phil Pa 1976). 1991;16:1312–20. https://doi.org/10.1097/00007632-199111000-00012.
21. Chang SB, Lee SH, Ahn Y, Kim JM. Risk factor for unsatisfactory outcome after lumbar foraminal and far lateral microdecompression. Spine (Phila Pa 1976). 2006;31:1163–7. https://doi.org/10.1097/01.brs.0000216431.69359.91.
22. Choy D, Case R, Zickel R, Kaplan M, Ascher P, Eron LJTLrae, Orthopedic Research Society. Percutaneous

laser ablation of lumbar disc: a preliminary report of in-vitro and in-vivo experience in animals and four human patients. 1987;12:323.

23. Houck PM. Comparison of operating room lasers: uses, hazards, guidelines. Nurs Clin North Am. 2006;41:193–218, vi. https://doi.org/10.1016/j.cnur.2006.01.004.

24. Kim JS, Lee SH. Carbon dioxide ($CO_2$) laser-assisted ablation of lumbar discal cyst. Photomed Laser Surg. 2009;27:837–42. https://doi.org/10.1089/pho.2008.2397.

25. Stein E, Sedlacek T, Fabian RL, Nishioka NS. Acute and chronic effects of bone ablation with a pulsed holmium laser. Lasers Surg Med. 1990;10:384–8. https://doi.org/10.1002/lsm.1900100412.

# 第 11 章

# Ho:YAG 激光经椎间孔镜胸椎间盘切除术

Junseok Bae

**摘要**

有症状的胸椎间盘突出(TDH)是罕见的,其手术干预甚至更罕见。一些手术方法已经被开发出来,以保证充分的手术减压和最低限度与入路相关的发病率。经椎间孔镜胸椎椎间盘切除术(TETD)在胸椎间盘突出的治疗中带来了范式转变,并有更广泛的应用。Ho:YAG 激光是进行安全有效的内镜下椎间盘切除术所必需的手术工具。在本章中,作者描述了使用激光进行经椎间孔镜胸椎间盘切除术的技巧。

**关键词**

胸椎间盘突出;脊髓内镜 Ho:YAG 激光器;经椎间孔镜胸椎间盘切除术

## 11.1 概述

胸椎间盘突出症是一种重要但罕见的

**电子补充资料** 本章的在线版本(https://doi.org/10.1007/978-981-16-2206-9_11)包含补充资料和视频,可供授权用户使用。

退行性变,可能引起严重的残疾,包括腰痛和神经功能症状,包括神经根性疼痛和脊髓痛[1-3]。据报道,有症状的胸椎间盘突出症(TDH)的发生率占所有椎间盘疾病的 0.25%~0.75%。然而,随着磁共振成像的发展,TDH 的确诊正在增加。有研究报告称,TDH 的患病率为 11.1%~14.5%。在 75%的 TDH 患者中,受影响水平低于 T8,主要是在 T11~T12 水平[1-5]。鉴于胸椎切除术所带来的独特的手术挑战,尽管已经有几种手术技术描述,它们还没有被普遍接受。除严重的脊髓疾病外,椎间盘切除的适应证尚未达成共识。评估选择性硬膜外阻滞后的症状缓解情况以确认诊断。经椎间孔镜胸椎间盘切除术(TETD)能尽量减少与入路相关的并发症。然而,与开放式手术相比,内镜减压术由于狭小的操作区域、有限的可用设备、有限的工作机动性,很难适用于所有形式的椎间盘突出。

## 11.2 适应证

根据突出的位置,胸椎间盘突出可分为中央型、旁中央型或外侧型突出[4,6-8]。由于

TETD 的特点是后外侧孔入路,它可以应用于所有胸软性椎间盘突出,无论位置如何。一般来说,任何水平的软性中央型或旁中央型椎间盘突出的指征,影像学上与症状相符[4]。当保守治疗对患者的症状无效时,需要考虑手术。对于经验丰富的外科医生来说,可以将适应证小心地扩展到移位性或钙化性突出[6,7,9-11]。然而,TETD 并不适用于硬性椎间盘突出合并后纵韧带骨化。这些细胞通常黏附在周围的硬膜囊上,引起硬膜钙化。分离突出物和腹侧硬膜之间的层或去除没有硬膜渗漏的突出物是困难的。显著的或进行性脊髓病不是绝对的禁忌证[12-14]。手术医生在为这些患者进行内镜检查时应该谨慎。

## 11.3 手术技术

手术在局部麻醉和有意识镇静下以俯卧位进行。在缓解疼痛和镇静的过程中,咪达唑仑或芬太尼可静脉注射。在手术过程中,镇静的程度是为了响应医生的口头命令。在轴位 CT 或 MRI 中,从椎弓根中水平的后环到关节突关节外侧缘确定皮肤进入点,通

常位于距离中线 6~7cm 处(图 11.1)。推荐使用 45°~60°的入路角度来去除关节下区域的椎间盘。在局部麻醉充气后,一个 6in 长的 18 号针在正位镜下插入椎弓根中线,在侧位透视镜下插入椎体后缘线。同样,在斜位图中,探针应该放置在椎弓根和肋骨头之间(图 11.2a)。先进行硬膜外造影,然后进行硬膜外麻醉充气(图 11.2b)。使用不透射线染料(Telebrex;Guerbet,France)、靛蓝胭脂红和生理盐水以 2∶1∶2 的比例行椎间盘造影后,将针推进椎间盘间隙。一根

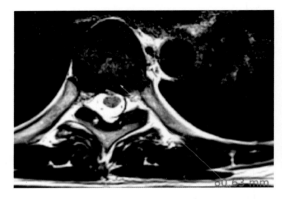

图 11.1 通过轴位 CT 或 MRI,从椎弓根中段后环至关节突外侧缘确定皮肤进入点,通常位于中线 6~7cm。

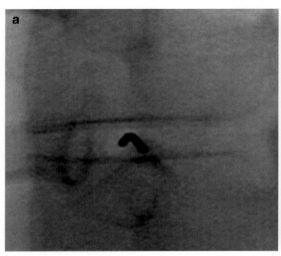
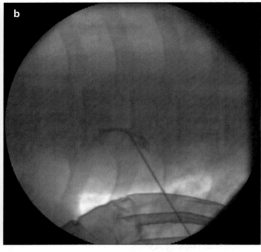

图 11.2 (a)斜视时,探针应放置在椎弓根和肋骨头之间。(b)硬膜外造影后行硬膜外麻醉充气。

导丝通过探针插入。在导丝上对上关节面的腹侧和外侧进行连续扩张和连续扩孔，以扩大神经椎间孔窗。然后，引入 4.7mm 脊髓内镜（TESSYS；joimax GmbH，Karlsruhe，Germany）（图 11.3）。在接近椎间盘间隙后，使用激光或钳子进行椎间盘内减压。在形成环状撕裂点后，突出的椎间盘就可以很容易地去除。直接观察可以发现蓝色的突出碎片。去除 PLL 以暴露腹侧硬膜外腔。使用 Ho：YAG 激光（VersaPulse；Lumenis，Yokneam，Israel）用最小的热量消融后环和 PLL 坏死（图 11.4）。Ho：YAG 激光可有效治疗：初期后环内减压；收缩并切除撕裂环周围增厚的后环；切除 PLL 以暴露腹侧硬膜外腔，以切除跨韧带突出；切除骨赘或牵引骨刺。用内镜钳切除突出物碎片。在充分减压后，用皮下缝合和无菌敷料封闭皮肤。

## 11.4 术后注意事项

我们鼓励患者在术后立即开始行走。神

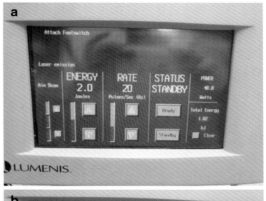
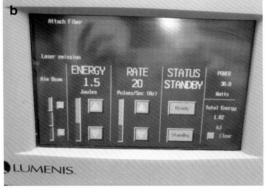

图 11.4 TETD 的 Ho：YAG 激光设置。激光的能量需要被调节到降低到更接近神经组织的水平。请注意，减压后期由初始 2J、20Hz（a）调整为 1.5J、20Hz（b）。

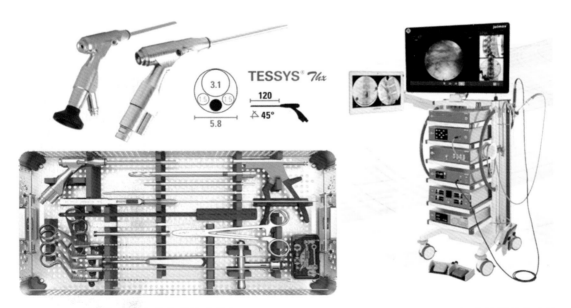

图 11.3 4.7mm 带 45°光学角脊柱内镜（TESSYS thx；joimax GmbH，Karlsruhe，Germany）、内镜器械和内镜推车。

经系统检查应考虑症状是否得到改善,是否发生了运动障碍。此外,术后 MR 可用于检查病变是否完全减压。患者在观察数小时后可出院。出院时,考虑口服抗生素以预防手术相关感染。

## 11.5　病例说明

　　Bae 等报告了 2001—2018 年符合纳入标准的连续接受 TETD 治疗的 92 例患者(平均年龄 48.9 岁,57 例男性)。患者接受了不同节段的手术:T2~T3 至 T5~T6 患者 16 例,T6~T7 至 T8~T9 患者 41 例,T9~10 至 T12~L1 患者 35 例。在平均(38.4±32.3)个月的随访后,所有患者的疼痛均有明显改善(VAS 为 7.6~1.6,ODI 为 68.2%~13.2%,P 均<0.05)。根据改良的 Macnab 标准,44

例患者预后极好(47.8%),39 例(42.4%)患者预后良好,8 例(8.7%)患者预后一般,只有 1 例(1.1%)患者预后较差。2 例患者有症状性复发性突出。其中,一例患者接受了 TETD 治疗,另一例患者通过保守治疗得到改善。

### 11.5.1　病例

　　一例 50 岁的男性患者表现为慢性腰痛伴左胁腹放射性疼痛。疼痛持续了 5 年,对硬膜外阻滞、物理治疗和止痛药没有反应。术前疼痛视觉模拟评分为 7 分,Oswestry 残疾指数为 32%。MRI 和 CT 显示 T7~T8 水平的旁中央型软性椎间盘突出(图 11.5)。在唤醒麻醉下行 TETD(图 11.6 和图 11.7)。在直接内镜观察下,使用内镜钳和 Ho:YAG 激光行碎片切除术(图 11.8 至图 11.13)。术后实

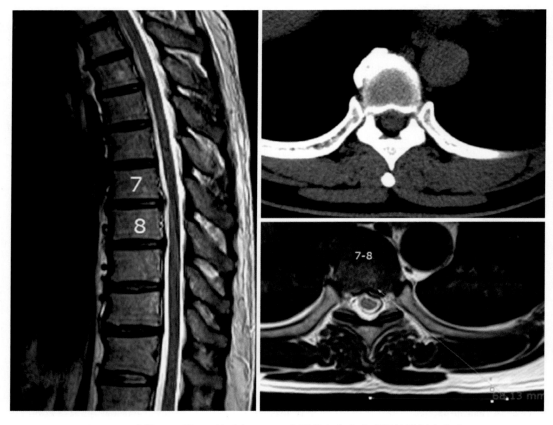

图 11.5　术前 MRI 及 CT 显示在 T7~T8 水平的左旁中央型软性椎间盘突出。

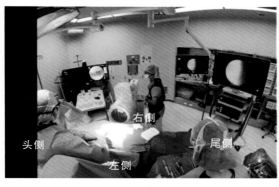
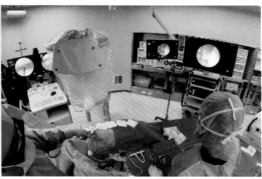

图 11.6　手术室术中照片，手术医生和擦洗护士站在 C 臂机左侧，内镜监测仪放置在另一边高处。注意手术医生拿着激光束，右边的照片上覆盖着消毒的手术巾。

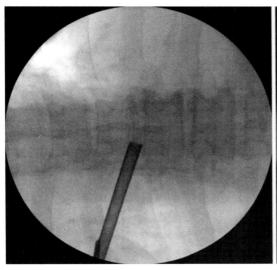
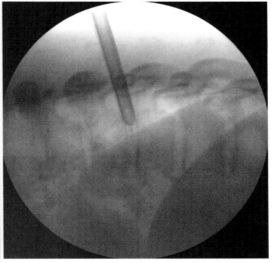

图 11.7　经椎间孔工作通道放置的透视图。注意其位于正位图的椎弓根内侧线，侧位图位于椎体后缘线。

现完全减压（图 11.14）。他的慢性疼痛得到了缓解，并于当天出院。

## 11.6　结论

　　越来越多的证据表明使用 Ho：YAG 激光经椎间孔镜治疗胸椎间盘突出症是可行的。在由经验丰富的手术医生精心选择（软性、旁中央型至外侧型椎间盘突出症）的患者中，TETD 是一种可行、有效、微创的治疗选择，具有良好的临床结果。

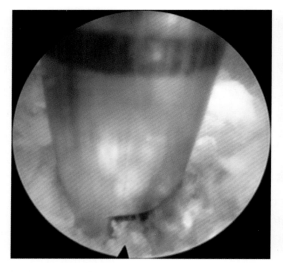

图 11.8　经 TETD 术中照片。激光对靛蓝胭脂染色或蓝色的环下椎间盘突出进行内部减压。激光在狭窄的胸椎间盘间隙内减压比钳子更有效。

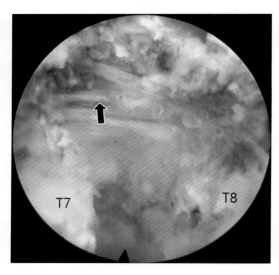

图 11.10　术中照片显示 PLL（箭头所示）和后环增厚。

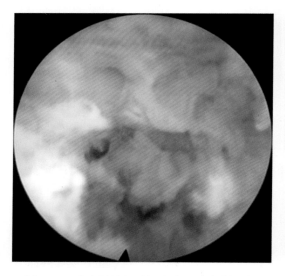

图 11.9　术中照片显示初次减压后碎片松动。

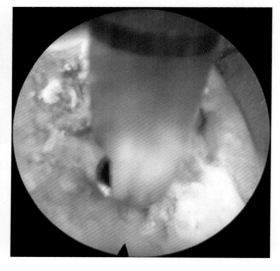

图 11.11　术中照片显示激光切除 PLL 以暴露腹侧硬膜和跨韧带突出。

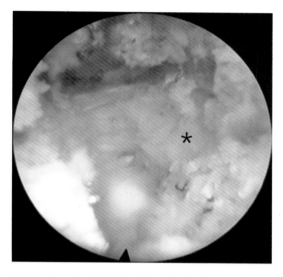

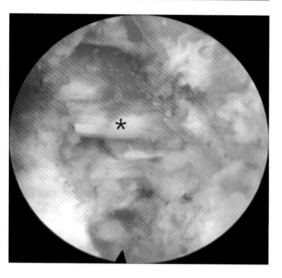

图 11.12　术中照片显示腹侧硬膜外腔和跨韧带突出(★)。

图 11.13　术中照片显示硬膜囊完全减压(★)。

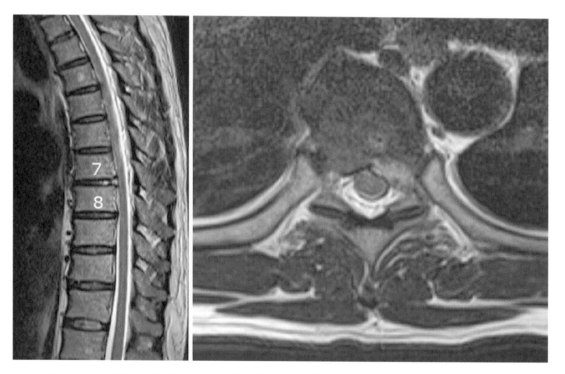

图 11.14　术后 MRI 显示 T7~T8 水平的减压状态。椎间盘内有少量灌注液,几天后被吸收。

（程实　谢宗均　译）

# 参考文献

1. Shimada S, Tamaki N. Assessment of safety and feasibility of spinal endoscope in the thoracic and lumbar region: a cadaveric study. Kobe J Med Sci. 2001;47(6):263–72.
2. Wilke A, Wolf U, Lageard P, Griss P. Thoracic disc herniation: a diagnostic challenge. Man Ther. 2000;5(3):181–4.
3. Brown CW, Deffer PA Jr, Akmakjian J, Donaldson DH, Brugman JL. The natural history of thoracic disc herniation. Spine (Phila Pa 1976). 1992;17(6 Suppl):S97–102.
4. Bae J, Chachan S, Shin SH, Lee SH. Transforaminal endoscopic thoracic discectomy with foraminoplasty for the treatment of thoracic disc herniation. J Spine Surg. 2020;6(2):397–404.
5. Gloyer MA, Cadosch D, Galldiks N, Gautschi OP. Thoracic disc herniation with affection of the anterior spinothalamic tract: a case report and review of literature. Neurol India. 2011;59(4):627–8.
6. Bae J, Chachan S, Shin SH, Lee SH. Percutaneous endoscopic thoracic discectomy in the upper and midthoracic spine: a technical note. Neurospine. 2019;16(1):148–53.
7. Wagner R, Telfeian AE, Iprenburg M, Krzok G, Gokaslan Z, Choi DB, et al. Transforaminal endoscopic foraminoplasty and discectomy for the treatment of a thoracic disc herniation. World Neurosurg. 2016;90:194–8.
8. Choi KY, Eun SS, Lee SH, Lee HY. Percutaneous endoscopic thoracic discectomy; transforaminal approach. Minim Invasive Neurosurg. 2010;53(1):25–8.
9. Yue B, Chen B, Zou YW, Xi YM, Ren XF, Xiang HF, et al. Thoracic intervertebral disc calcification and herniation in adults: a report of two cases. Eur Spine J. 2016;25(Suppl 1):118–23.
10. Paolini S, Tola S, Missori P, Esposito V, Cantore G. Endoscope-assisted resection of calcified thoracic disc herniations. Eur Spine J. 2016;25(1):200–6.
11. Nie HF, Liu KX. Endoscopic transforaminal thoracic foraminotomy and discectomy for the treatment of thoracic disc herniation. Minim Invasive Surg. 2013;2013:264105.
12. Song KJ, Kim KB, Lee KB. Sequestrated thoracic disc herniation mimicking a tumoral lesion in the spinal canal: a case report. Clin Imaging. 2012;36(4):416–9.
13. Quint U, Bordon G, Preissl I, Sanner C, Rosenthal D. Thoracoscopic treatment for single level symptomatic thoracic disc herniation: a prospective followed cohort study in a group of 167 consecutive cases. Eur Spine J. 2012;21(4):637–45.
14. Deviren V, Kuelling FA, Poulter G, Pekmezci M. Minimal invasive anterolateral transthoracic transpleural approach: a novel technique for thoracic disc herniation. A review of the literature, description of a new surgical technique and experience with first 12 consecutive patients. J Spinal Disord Tech. 2011;24(5):E40–8.

# 第 12 章

# $CO_2$ 激光显微镜下胸椎间盘切除术治疗旁中央型椎间盘突出症

Han Joong Keum

**摘要**

胸椎间盘突出症是一种潜在的致残性疾病,在技术上难以处理,并伴有各种并发症,这是许多外科医生所不熟悉的。目前治疗胸椎间盘突出症理想的手术方法尚不明确。使用后外侧轨迹的显微镜下胸椎间盘切除术通常适用于较小的、无钙化的和(或)侧向移位的椎间盘突出,而且通过改良可以更容易地进入,并减少对神经结构的操作。此外,$CO_2$激光进入手术视野使以前无法去除的胸椎间盘突出得以去除,进一步扩宽了显微镜下胸椎间盘切除术的适应证,同时减少了手术成功所需的手术视野和神经操作。

**关键词**

胸椎间盘突出症;椎间盘切除术;椎板切开术;激光;微创脊柱手术

## 12.1 概述

胸椎间盘突出症是一种潜在的致残疾病,技术上难以处理,并伴有各种并发症,这是许多外科医生所不熟悉的。有症状的胸椎间盘突出的手术入路的选择取决于几个因素,包括突出的大小、它与中线矢状面的关系,以及钙化的程度。现有各种可行的技术表明,单一的方法可能并不适用于每个病例,外科医生可能需要根据突出的形态和患者的症状表现来量身定制该技术。

理想的手术入路应提供清晰的脊髓视野,使其能够完全进入突出位置,将患者的伤害最小化,并容易重现结果。许多手术技术已被引入,包括经胸、腔外侧和后外侧入路允许手术医生安全地去除椎间盘突出[1-3]。经胸和腔外入路为治疗突出提供了良好的途径,手术和解剖方面熟悉度的缺乏,以及潜在的并发症风险,包括脑脊液漏控制、开胸术后疼痛和心肺并发症,这些都可能影响手术方法的选择[4-6]。后外侧入路的并发症风险最低,但没有提供足够的入路空间进入椎间盘中央区域[7]。

后外侧入路的显微镜下胸椎间盘切除术是经典的首选方法,通常适用于较小的、非钙化的和(或)侧向移位的突出。这些手术技术包括椎板切开术和椎骨关节面切除术、跨关节突保留椎弓根和经椎弓根入路[8-10]。单纯椎板切除术由于临床效果不佳而被广泛放弃[11,12]。对这些技术的改进使后外侧入路更容易进入,并减少对神经结构的操作(图 12.1)。使用管状牵开器的斜向椎旁入路也被证明是治疗胸椎间盘突出症的一种良好的后外侧替代方法,也可用于更靠近中央的椎间盘突出(图 12.1)[13,14]。此外,将 $CO_2$ 激光引入手术领域使以前无法接近或难以去除的胸椎间盘突出得以切除,且对正常结构的损害较小。

## 12.2 适应证

软性或钙化的,旁中央到侧向移位的椎间盘突出可以通过后外侧入路去除。斜向椎旁入路可以更有效地去除中央位置的突出。虽然软性椎间盘突出通常采用内镜治疗,但开放式椎间盘切除术仍被认为是钙化椎间盘或较大椎间盘突出引起神经功能缺损或脊髓病症状的更好选择。

## 12.3 手术技术

### 12.3.1 后外侧入路

全身麻醉后,患者俯卧于手术台上。确

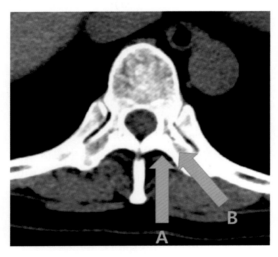

图 12.1 后外侧(A)和斜向椎旁入路(B)的方向和轨迹。

定和标记目标水平,完成皮肤准备和覆盖手术巾。在椎间盘间隙中央做一个约 3cm 长的纵向切口。进行骨膜下剥离术以显露患侧的后路结构。在确定正确的关节突关节后,将手术显微镜引入手术视野。使用高速钻头行椎板间切开术,包括部分切除上、下椎弓根,以及 2~3mm 的关节突关节内侧(图 12.2)。Kerrison 冲孔器用于扩大半椎板切开至硬膜囊的外侧边缘。用探针触诊椎弓根的上、内侧边界及相应的下椎体区域。这显露了大约 5mm 的椎间盘外侧部分,足以进行椎间盘切除术。去除部分尾椎弓根可以进一步暴露椎间盘间隙。在硬脑膜边缘和出口神经根后使用双极烧灼控制硬膜外出血。任何游离的椎间盘碎片都可以被清除,椎间盘间隙进入出口神经根下方的硬膜囊外侧。用有角度的刮匙和髓核钳进一步取出椎间盘。对于位置更靠近中央的椎间盘突出,可以使用下咬式刮匙在移除前将突出的碎片向下推,以避免脊髓操作。

### 12.3.2 斜向椎旁入路

全身麻醉后,患者俯卧于手术台上。确定和标记目标水平,完成皮肤准备和覆盖手术巾。在后中线外侧 5~6cm 处做一个纵向皮肤切口,并在远侧横突基部的上方放置一个初始扩张器。然后,依次插入扩张器,将一个 18mm 或 20mm 管状牵开器停靠并连接到工作台。将横突的对接区域钻出,使管状牵开器形成一个更倾斜的角度。手术台可以旋转远离手术医生,以更好地展现中线结构。使用单极烧灼显露外侧关节突和近端横突。高速钻头用于去除远侧横突的头端部分和关节突关节的外侧部分。在椎弓根上方钻孔后,用双极烧灼控制椎间孔出血。仔细解剖以确定出口神经根。显露区域应包括硬膜囊外侧缘和出口神经根。通过显微镜和手术台的倾斜,可以在最小限度的脊髓牵拉和操作下完成椎间盘切除术。

## 12.4 $CO_2$ 激光在显微镜下胸椎间盘切除术中的应用

$CO_2$ 激光作为治疗软性和钙化性椎间盘突出症的手术工具已经有很多报道[15-18]。其最显著的优势是在狭窄的手术区域中点状大小的激光消融和移除椎间盘突出的能力,并只伴轻微的神经组织收缩(图 12.3)。与宽度至少为 5mm 的垂体钳相比,激光束

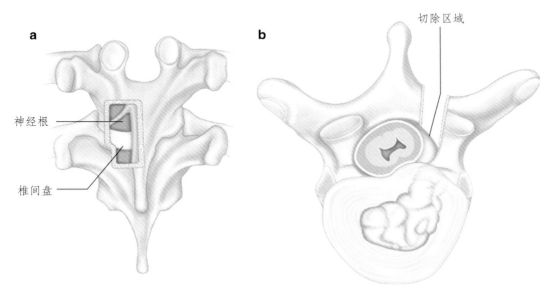

图 12.2　显露椎间盘和硬膜囊外侧缘所需的骨切除区域图。(a)行单侧椎板间切开术,包括上、下椎弓根,关节突关节内侧 2~3mm。(a)后侧位图。(b)轴位图。

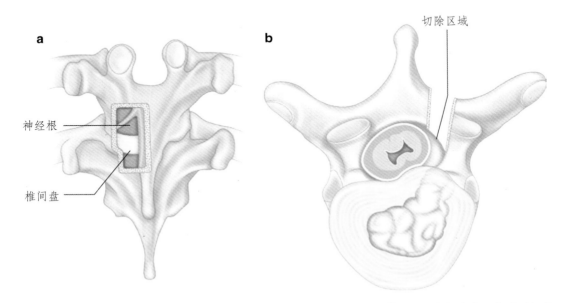

图 12.3　使用激光与垂体钳行椎间盘切除术的比较。(a)使用机械工具的传统椎间盘切除术可能需要相当程度的神经操作和广泛的骨去除。(b)直径<0.5mm 的点状激光使椎间盘切除术能在较小的手术视野中进行,且对神经的牵拉最小。

直径<0.5mm，可以在非常小的手术范围内对椎间盘突出进行精确地切割和消融。这使得手术医生能够尽可能减少必要的骨去除量，以创造足够的手术视野，并可能有助于减少并发症，如全面切除和不稳定。另外，$CO_2$ 激光可以有效地去除钙化的椎间盘或骨赘，而无须插入任何笨重的器械和造成任何医源性损伤的风险。激光的另一个优点是可以在不损伤神经元的情况下进行复杂的组织解剖。炎症性纤维粘连，甚至是以前手术留下的瘢痕，都可以用 $CO_2$ 激光精细切除并使其恢复正常，还可降低硬膜撕裂、术中出血和组织损伤的风险。激光手术最重要的缺点是有热损伤神经组织的危险。过度的激光应用于硬膜囊或神经根可能会引起一些严重的甚至不可逆的神经损害。此外，不受控制的激光辐射对其他正常组织的热损伤可能导致皮肤、肌肉、韧带、骨骼和椎间盘发生意外的组织坏死和变性。因此，激光辐射在整个过程中应由专业的手术医生严格控制。

## 12.5　病例说明

### 12.5.1　病例1

一例43岁的男性患者，入院前2周突发剧烈的腰痛，左腿疼痛，尤以大腿前部为甚，行走困难。在磁共振成像中，在T11~T12水平发现中央偏左软性椎间盘突出伴脊髓受压。该患者接受后外侧入路 $CO_2$ 激光手术切除胸椎间盘突出。术后MRI显示脊髓减压。患者的症状完全缓解（图12.4）。

### 12.5.2　病例2

一例33岁的女性患者，因长期胸背部疼痛、行走困难伴双下肢麻木无力就诊。在磁共振成像中，在T11~T12水平发现钙化的右侧旁中央型椎间盘突出伴脊髓压迫。使用 $CO_2$ 激光和下咬式刮匙为患者行后外侧入路切除胸椎间盘突出。行部分椎弓根切除以扩大手术视野。术后磁共振成像显示脊髓减压，患者的所有症状逐渐消退（图12.5）。

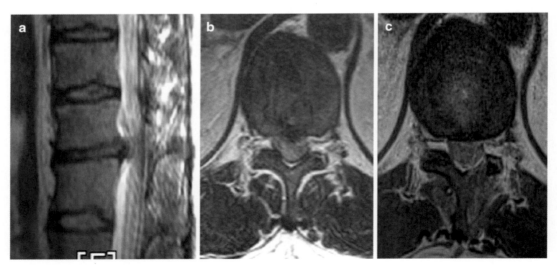

图12.4　T11~T12水平的软性椎间盘突出的磁共振成像。(a)术前T2加权矢状位MRI显示软性椎间盘突出。(b)T2加权轴位图像显示旁中央型椎间盘突出。(c)术后T2加权矢状位MRI显示完全减压。

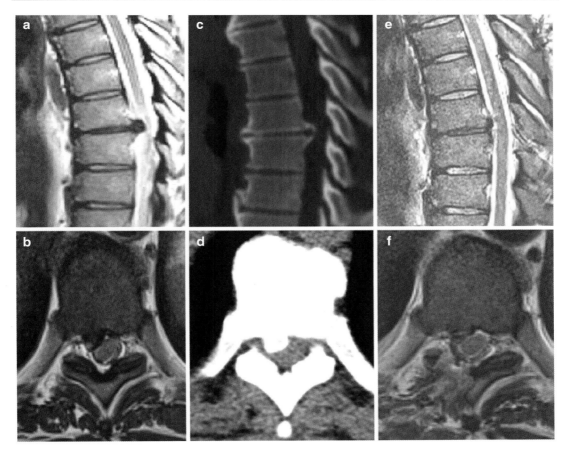

图 12.5　在 T11~T12 水平的钙化椎间盘突出的磁共振成像。(a,b)术前 T2 加权矢状位和轴位 MRI 显示椎间盘突出。(c,d)CT 矢状重建图像显示钙化的椎间盘。(e,f)术后 T2 加权矢状位 MRI 显示完全减压。

### 12.5.3　病例 3

一例 43 岁的女性患者，因长期胸背痛、行走困难、下肢无力、尿失禁就诊。在磁共振成像中，在 T8~T9 水平可见一个巨大的左侧旁中央型椎间盘突出和脊髓压迫。患者接受斜向椎旁入路 CO₂ 激光切除胸椎间盘突出。术后磁共振成像显示脊髓完全减压，所有症状完全缓解(图 12.6)。

## 12.6　结论

显微镜下胸椎间盘切除术可以成功地应用于广泛的胸椎间盘突出症，包括中央型、钙化性和较大的椎间盘突出症。这种方法的优点包括熟悉解剖、低发病率和不需要固定器械。CO₂ 激光的使用进一步拓宽了后外侧椎间盘切除术的适应证，同时减少了手术成功所必需的手术范围和神经操作。

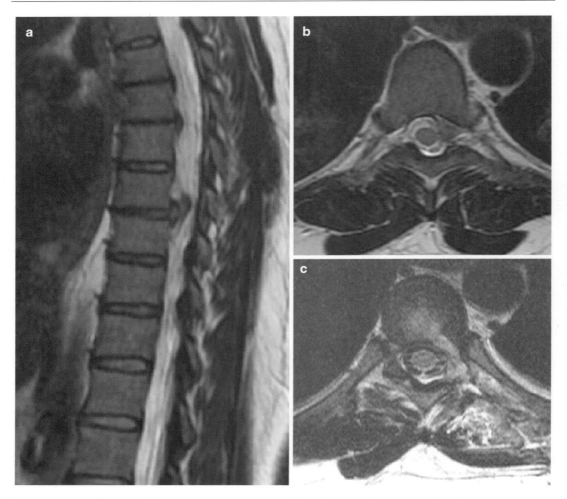

图 12.6    T8~T9 水平的软性椎间盘突出的 MRI。(a)术前 T2 加权矢状位 MRI 显示软性椎间盘突出。(b)T2 加权轴位图像显示旁中央型巨大椎间盘突出。(c)术后 T2 加权矢状位 MRI 显示椎旁斜向轨迹和完全减压。

（陶晖 谢骏贤 译）

# 参考文献

1. Sharma SB, Kim JS. A review of minimally invasive surgical techniques for the management of thoracic disc herniations. Neurospine. 2019;16:24–33.
2. Bouthors C, Benzakour A, Court C. Surgical treatment of thoracic disc herniation: an overview. Int Orthop. 2019;43:807–16.
3. Sivakumaran R, Uschold TD, Brown MT, Patel NR. Transfacet and transpedicular posterior approaches to thoracic disc herniations: consecutive case series of 24 patients. World Neurosurg. 2018;120:e921–31.
4. Foreman PM, Naftel RP, Moore TA, Hadley MN. The lateral extracavitary approach to the thoracolumbar spine: a case series and systematic review. J Neurosurg Spine. 2016;24:570–9.
5. Mayer HM. The microsurgical anterior approach to T5-T10 (mini-TTA). In: Mayer HM, editor. Minimally invasive spine surgery: a surgical manual. Berlin: Springer; 2000. p. 59–66.
6. Kasliwal MK, Deutsch H. Minimally invasive retropleural approach for central thoracic disc herniation. Minim Invasive Neurosurg. 2011;54:167–71.
7. Börm W, Bäzner U, König RW, et al. Surgical treatment of thoracic disc herniations via tailored posterior approaches. Eur Spine J. 2011;20:1684–90.
8. Stillerman CB, Chen TC, Day JD, Couldwell WT, Weiss MH. The transfacet pedicle-sparing approach for thoracic disc removal: cadaveric morphometric analysis and preliminary clinical experience. J Neurosurg. 1995;83:971–6.
9. Patterson RH Jr, Arbit E. A surgical approach through the pedicle to protruded thoracic discs. J Neurosurg. 1978;48:768–72.

10. Black P. Laminotomy/medial facet approach in the excision of thoracic disc herniation. Neurosurg Focus. 2000;9:E6.

11. McCormick WE, Will SF, Benzel EC. Surgery for thoracic disc disease. Complication avoidance: overview and management. Neurosurg Focus. 2000;9:E13.

12. Fessler RG, Sturgill M. Review: complications of surgery for thoracic disc disease. Surg Neurol. 1998;49:609–18.

13. Cho JY, Lee SH, Jang SH, Lee HY. Oblique paraspinal approach for thoracic disc herniations using tubular retractor with robotic holder: a technical note. Eur Spine J. 2012;21:2620–5.

14. Kim JS, Lee SH, Moon KH, Lee HY. Surgical results of the oblique paraspinal approach in upper lumbar disc herniation and thoracolumbar junction.

Neurosurgery. 2009;65:95–9.

15. Sherk HH, Rhodes A. Laser discectomy. In: Sherk HH, editor. Lasers in orthopedics. Philadelphia: J. B. Lippincott; 1990. p. 185–9.

16. Kim JS, Lee SH. Carbon dioxide ($CO_2$) laser-assisted ablation of lumbar discal cyst. Photomed Laser Surg. 2009;27:837–42.

17. Lee DY, Lee SH. Carbon dioxide ($CO_2$) laser-assisted microdiscectomy for extraforaminal lumbar disc herniation at the L5-S1 level. Photomed Laser Surg. 2011;29:531–5.

18. Ahn Y, Moon KS, Kang BU, Hur SM, Kim JD. Laser assisted posterior cervical foraminotomy and discectomy for lateral and foraminal cervical disc herniation. Photomed Laser Surg. 2012;30:510–5.

# 第 13 章

# CO₂激光后路显微镜下颈椎椎间盘切除术

Ju-Wan Seuk，Junseok Bae

**摘要**

后路显微镜下颈椎间盘切除术是治疗颈神经根病的一种有效的手术选择。在经皮及开放式脊柱手术中，CO₂激光是一种有效的微创脊柱手术工具。后路显微镜下颈椎间盘切除术中，CO₂激光是在有限的手术区域中作为一种锋利的切割工具，而不是传统的微型钳椎。可以通过减少术中出血、手术时间和组织损伤的风险来提高效率。

**关键词**

后路显微镜下颈椎间盘切除术；颈椎椎间孔破裂；后路颈椎间孔切开术；CO₂激光；手术视野受限

## 13.1 概述

后路颈椎椎间孔切开术（PCF）和椎间盘切除术是有症状的颈椎退行性疾病的有效

**电子补充资料** 本章的在线版本（https://doi.org/10.1007/978-981-16-2206-9_13）包含补充资料和视频，可供授权用户使用。

手术治疗方法[1,2]。虽然前路颈椎减压术显示出良好的疗效，但后路颈椎减压术仍可缓解患者的神经根症状[3]。后路手术的价值在于避免了前路手术的并发症，如食管损伤、血管损伤、喉返神经麻痹、吞咽困难和融合后邻近运动节段加速退行性变等[4]。

微创 PCF 最大限度地减少了后路手术的副作用，如术后颈部疼痛和肌肉痉挛[1,4,5]。然而，在 PCF 中，由于颈椎的解剖特点，椎间盘间隙暴露受限是其主要缺点之一[6]。颈椎椎间孔尺寸相对较小，工作空间有限。要用机械钳去除颈椎间孔内突出的椎间盘碎片，需要大的椎间孔暴露和过度的神经回缩。有时，由于以下原因，很难有效地去除突出的碎片：

- 使用 CO₂激光进行 PCF 和椎间盘切除术，可减少骨切除和术中硬膜外出血。

- 激光手术刀锐利的光消融效果使得在有限且狭小的手术范围内实现复杂的减压。

## 13.2 适应证及禁忌证

### 13.2.1 适应证

颈椎侧方椎间盘突出引起的神经根病。

- 前路颈椎间盘切除术及融合术后持续性或复发性根性症状。
- 前路颈椎手术相对禁忌（如气管切开术、既往放射治疗）。

### 13.2.2　禁忌证

- 无神经症状的原发性轴性颈痛。
- 受累水平颈椎不稳。
- 腹侧疾病负担过重（如 OPLL）。
- 脊髓病型颈椎病。
- 重度颈椎后凸畸形。
- 有症状的颈椎间盘中央突出或狭窄。

## 13.3　手术技术

在中线外侧约 1cm 处做皮肤切口。

如果使用牵开器系统，则需要非常小的切口（1.5~2cm）。

使用牵开器，向下钝性剥离至椎板水平。

如果使用管状牵开器系统，则使用系列扩张器通过肌肉直接扩大入路，最后放置管状牵开器。

牵开器应放置在椎板间隙（2/3）和关节突关节（1/3）。

暴露并标记适当水平的层间空间，再次用透视镜检查。

显露关节囊内侧部分，用高速钻头和 Kerrison 咬骨钳进行椎间孔切开术。

椎间孔切开扩大并向外侧切除关节突关节，直到整个椎间孔通畅，但保留至少 50% 的关节突关节，因为术后可能出现明显的颈部疼痛和不稳定。

切除黄韧带，显露硬膜外侧缘和出口神经根。

为了更好地观察神经，将二次覆盖在神经根上的静脉凝结并切除（图 13.1）。

使用微型钳取出游离的神经碎片后，轻轻回缩神经根，以显露受压的椎间盘碎片。

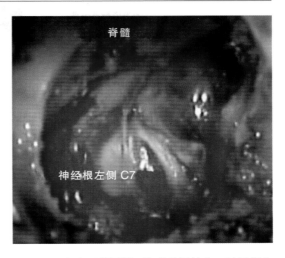

图 13.1　术中显微图像。注意受压的出口神经根和脊髓。

使用附在显微镜上的 CO₂ 激光消融受压的椎间盘碎片（图 13.2 和图 13.3）。

牵拉神经根时，一定要检查并保护前神经根，因为它位于比背神经根更靠后的位置。

点状大小激光的功率水平约为 10W，这允许安全和精准地消融。

它必须比腰椎手术更精细，所以间歇使用激光比连续使用激光更安全。

建议在纤维环或椎间盘突出部位做小孔，并进行碎片切除，以减少复发的可能性。

充分减压后止血，置入 Hamovac 封闭创面。

## 13.4　病例说明

一例 56 岁的男性患者，因左上肢放射痛就诊。保守治疗 1 个月，症状无改善。颈椎 MRI（图 13.4）显示 C6~C7 水平左侧椎间孔区椎间盘破裂。最后进行 CO₂ 激光辅助的 PCF 和椎间盘切除术。术后 MRI（图 13.5）显示破裂的椎间盘被很好地切除，并证实左侧 C7 神经根减压良好。患者术后恢复平稳。

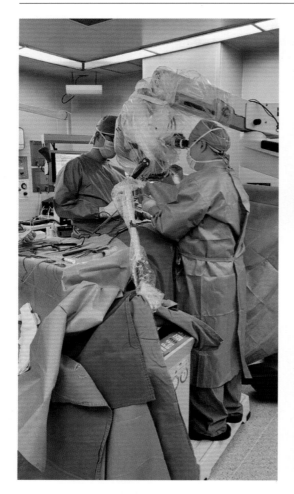

图 13.2　手术野图像。使用配备了 $CO_2$ 激光的手术显微镜。

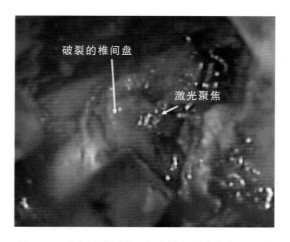

图 13.3　术中显微图像。注意被轻柔牵拉的出口神经根、破裂的椎间盘和点状 $CO_2$ 激光束。

破裂的椎间盘

激光聚焦

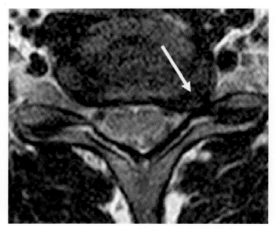

图 13.4　术前 MRI 轴位图像。左侧 C67 孔处椎间盘破裂。

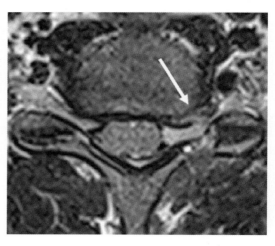

图 13.5　术后 MRI 轴位图像。保留关节突，切除破裂的椎间孔。

## 13.5　结论

　　$CO_2$ 激光后路显微镜下颈椎间盘切除术是治疗神经根型颈椎病的有效术式。在脊柱手术中，激光系统在精确度方面比手术刀有优势。$CO_2$ 激光聚焦束的直径为 0.5mm，而小的髓核钳宽度为 5mm。这种小点可以在狭窄的手术区上进行选择性的组织消融[6]。它可以被精确和精细地使用，最小化手术操作，所以出血少、肿胀少、创伤少[6-8]。因此，无论是经皮还是开放式脊柱手术，激光都是微创脊柱手术的有效工具[8-15]。CO₂ 激光辅助 PCF 可在有限的手术视野内作为锋利的切割工具，通过减少术中出血量、手术时间和组织损伤风险来提高效率。

激光可用于去除突出的椎间盘组织或骨赘，并通过消融降低椎间盘内压力[16]。CO₂ 激光也被认为可以减少椎间盘切除术后由激光诱导的化生引起的再突出。

（程欢 钟国庆 柯晋 译）

# 参考文献

1. Ratliff JK, Cooper PR. Cervical laminoplasty: a critical review. J Neurosurg. 2003 April;98(3 Suppl):230–8.
2. Ducker TB, Zeidman SM. The posterior operative approach for cervical radiculopathy. Neurosurg Clin N Am. 1993;4:61–74.
3. Khoo LT, Perez-Cruet MJ, Laich DT, Fessler RG. Posterior cervical microendoscopic foraminotomy. In: Perez-Cruet MJ, Fessler RG, editors. Outpatient spinal surgery. St. Louis: Quality Medical Publishing, Inc.; 2006. p. 71–93.
4. Fessler RG, Khoo LT. Minimally invasive cervical microendoscopic foraminotomy: an initial clinical experience. Neurosurgery. 2002 November;51(5 Suppl):S37–45.
5. Siddiqui A, Yonemura KS. Posterior cervical mircoendoscopic diskectomy and laminoforaminotomy. In: Kim DH, Fessler RG, Regan JJ, editors. Endoscopic spine surgery and instrumentation: percutaneous procedures. New York: Thieme; 2005. p. 66–73.
6. Ahn Y, Moon KS, Kang B-U, Hur SM, Kim JD. Laser-assisted posterior cervical foraminotomy and discectomy for lateral and foraminal cervical disc herniation. Photomed Laser Surg. 2012;30(9):510–5.
7. Lee DY, Lee SH. Carbon dioxide (CO₂) laser-assisted microdiscectomy for extraforaminal lumbar disc herniation at the L5-S1 level. Photomed Laser Surg. 2011;29:531–5.
8. Jeon SH, Lee SH, Choi WC. Iliac artery perforation following lumbar discectomy with microsurgical carbon dioxide laser: a report of a rare case and discussion on the treatment. Spine (Phila Pa 1976). 2007;32:E124–5.
9. Kim JS, Lee SH. Carbon dioxide (CO₂) laser-assisted ablation of lumbar discal cyst. Photomed Laser Surg. 2009;27:837–42.
10. Kim JS, Choi G, Jin SR, Lee SH. Removal of a discal cyst using percutaneous endoscopic interlaminar approach: a case report. Photomed Laser Surg. 2009;27:365–9.
11. Ahn Y, Lee SH, Shin SW. Percutaneous endoscopic cervical discectomy: clinical outcome and radiographic changes. Photomed Laser Surg. 2005;23:362–8.
12. Choy DS, Hellinger J, Hellinger S, Tassi GP, Lee SH. 23rd anniversary of percutaneous laser disc decompression (PLDD). Photomed Laser Surg. 2009;27:535–8.
13. Lee DY, Ahn Y, Lee SH. Percutaneous endoscopic lumbar discectomy for adolescent lumbar disc herniation: surgical outcomes in 46 consecutive patients. Mt Sinai J Med. 2006;73:864–70.
14. Lee SH, Ahn Y, Choi WC, Bhanot A, Shin SW. Immediate pain improvement is a useful predictor of long-term favorable outcome after percutaneous laser disc decompression for cervical disc herniation. Photomed Laser Surg. 2006;24:508–13.
15. Lee SH, Ahn Y, Lee JH. Laser-assisted anterior cervical corpectomy versus posterior laminoplasty for cervical myelopathic patients with multilevel ossification of the posterior longitudinal ligament. Photomed Laser Surg. 2008;26:119–27.
16. Ivanov AA, Faizan A, Ebraheim NA, Yeasting R, Goel VK. The effect of removing the lateral part of the pars interarticularis on stress distribution at the neural arch in lumbar foraminal microdecompression at L3-L4 and L4-L5. Anatomic and finite element investigations. Spine. 2007;32:2462–6.

# 第 14 章

# Ho:YAG 激光后路内镜下颈椎椎间孔切开术和椎间盘切除术

Yong Soo Choi

**摘要**

后路内镜下颈椎椎间孔切开术(PECF)是解决可引起放射痛的颈椎侧方病变的微创手术之一。过去,这种手术需要暴露一个尽可能大的切口来进行,但由于近年来内镜的发展,以最小的切口进行有效的治疗已成为可能。同时,随着激光和内镜技术的发展,这些治疗技术通过更复杂和有效的方法创造了更好的预后。重要的是我们要了解这些技术在哪些情况下可以被正确地应用,以及如何安全有效地应用这些技术。

**关键词**

后路内镜下颈椎椎间孔切开术(PECF);颈神经根减压术;后路颈椎激光椎间盘切除术;后路颈椎椎间孔切开术;后路颈椎椎板椎间孔切开术

## 14.1 概述

1944 年,Spurling 和 Scoville 进行了后路颈椎椎间孔切开术治疗骨赘增生或侧方椎间盘突出,证明该手术有效且安全[1]。

颈椎前路通过椎间盘切除术、椎间孔切开术或椎间盘增高术进行神经减压,术后效果非常好。然而,椎间盘切除术后进行融合手术的频率很高,而且存在损伤气管、食管、颈动脉或颈静脉的风险。另一方面,后路颈椎椎间孔切开术或椎板椎间孔切开术可以减压神经根,没有损伤颈部前方器官的风险,椎间融合的频率较低。但术后可因颈后肌结构断裂而引起肌肉疼痛、肌肉痉挛或颈椎后凸[2]。2001 年,Adamson 报道使用显微内镜进行后路颈椎椎间孔切开术显示了与开放式手术相似的良好效果,同时显著减少了肌肉损伤[3]。2007 年,Ruetten 进行了全内镜下后路颈椎椎间孔切开术,并报道了有效的神经减压和极小肌肉损伤的良好疗效[4]。从那时起,内镜技术得到了进一步发展,也引导了安全有效的激光椎间盘切除术。

## 14.2 适应证

PECF 和椎间盘切除术的适应证如下。

• 椎间孔型椎间盘突出。

- 侧位椎间盘脱出。
- 椎间孔狭窄。
- 骨赘压迫神经根。
- 关节突囊肿压迫神经根。
- 前路手术后残留椎间孔病变。

PECF 是侧位椎间盘突出、椎间孔狭窄和骨质增生压迫神经根的适应证。此外，它还可用于因关节突囊肿导致神经根受压的病例，以及用于在前路手术后充分地扩张剩余的椎间孔狭窄。由于内镜椎间孔减压术是一种解决神经根受压引起病变的技术，因此可以明显减轻神经根受压引起的放射性疼痛。无放射痛的轴性颈痛不适合 PECF。发生在腹侧的病变，如 OPLL、中央型椎间盘突出和广泛的硬性椎间盘突出，以及严重的脊髓压迫，是内镜下颈椎间孔切开术的禁忌证。此外，在颈椎畸形或不稳定的情况下，应谨慎行该术式，或用融合术替代。

## 14.3　手术技术

对于后路内镜下颈椎手术，气管内全身麻醉比局部麻醉更可取。其原因是对于颈椎后入路，患者在屈曲的颈部进行手术时应采取俯卧位，不能移动。大多数患者很难保持这种姿势，当神经根牵拉时，患者可能会出现剧烈疼痛和无意的移动，这可能会对脊髓和神经根造成致命的损伤。肌电图（EMG）和躯体感觉诱发电位（SSEP）监测可在手术过程中有效地保护神经和安全地进行神经减压，这在某些情况下非常有帮助。

患者的体位可以是俯卧位或坐位，但 Mayfield 头部固定必须在坐位进行，不得在俯卧位使用。Mayfield 头部固定器是一种头部侵入性固定装置，因此俯卧位不使用头部固定器有利于避免术后头痛和头皮伤口。因此，首选俯卧位进行后路颈椎手术（图

14.1a）。患者的眼睛、前额、胸部和腹部应垫高，以避免受压，颈部应屈曲至气道不狭窄的程度。手术台置于手术室中央，麻醉机位于患者的头部上方，C 形臂及其显示器、包括内镜显示器在内的机器塔、激光器和手术器械台位于手术台周围的适当位置。手术医生和助手在不受干扰的情况下进行手术（图 14.1b）。

手术部位消毒并覆盖手术巾后，透视图像确定手术部位和初始进针点。在透视引导下，将 18G 针头从皮肤插入椎间孔切开术或椎板椎间孔切开术点，目标点为 V 点，即病变水平的椎板-关节突连接处（图 14.2）。确认内镜的正确入路后，将导线插入 18G 针，切开皮肤后拔出穿刺针（图 14.3）。连续扩张器渐进性扩张脊柱旁肌肉，为内镜工作套管提供空间。在工作套管进入空间后，将其推入，直到它与颈椎的椎板和关节突面紧密接触，然后拔出导线和扩张器。工作套筒有带螺纹槽和不带螺纹槽两种类型，又分为圆头型和斜切口型（图 14.4a）。根据不同情况选择合适的工作套管类型。工作套管通过与手术台连接的金属臂固定（图 14.4b~d）。当内镜进入上述工作套管时，可观察到由颈椎椎板和关节突组成的 V 点。在清理阻挡视野的肌肉组织后，使用内镜钻头从椎板-关节突交界处进行椎间孔切开术（图 14.5）。从上位椎体的椎弓根下缘到下位椎体的椎弓根上缘进行椎间孔切开术后，显示出被软组织包裹的神经根。如果需要对内侧部分进行减压，可以进一步钻开椎板，暴露覆盖硬膜的黄韧带。使用内镜冲击器或手术钳小心去除黄韧带，就可以暴露出围绕颈脊髓的硬膜。当暴露出硬膜时，应降低内镜灌注液的压力，以防止医源性脊髓压迫。双极烧灼控制神经根和硬膜周围的出血。清理掉软组织和进行止血以确保内镜视野后，扩大神经减压范围。一般来说，在垂直方向上，通过确保从

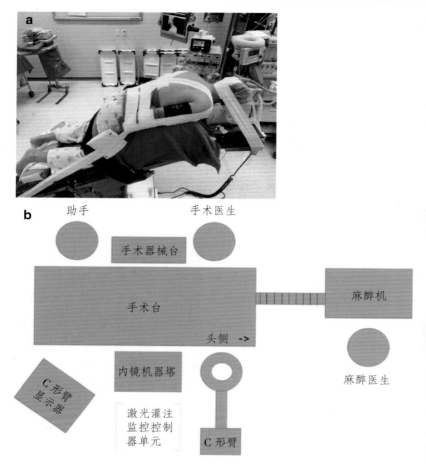

图 14.1　(a)无头部固定的俯卧位。患者颈部屈曲并柔软固定,确保呼吸道通畅,面部、胸部和四肢应使用衬垫支撑以防止受压。在手术过程中,髋部应该向上牵拉,这样患者的身体就不会向下滑动。(b)手术床放置在手术室中央,麻醉装置位于患者头部上方,外科医生和助理护士位于俯卧患者的左侧。如果外科医生是左利手,外科医生在患者的右侧比较方便。内镜显示器、器械和C形臂放置在外科医生对面。

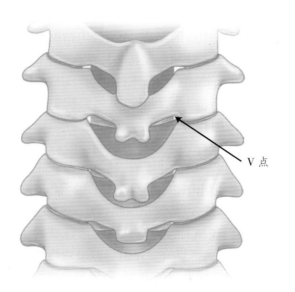

图 14.2　目标点为椎板–关节突的交界处(V点)。

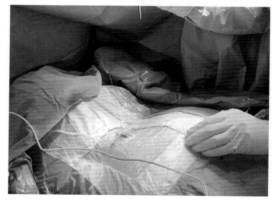

图 14.3　从皮肤进入目标点的导线是手术早期阶段的重要步骤,因为它为扩张器和工作套管开辟了入路。

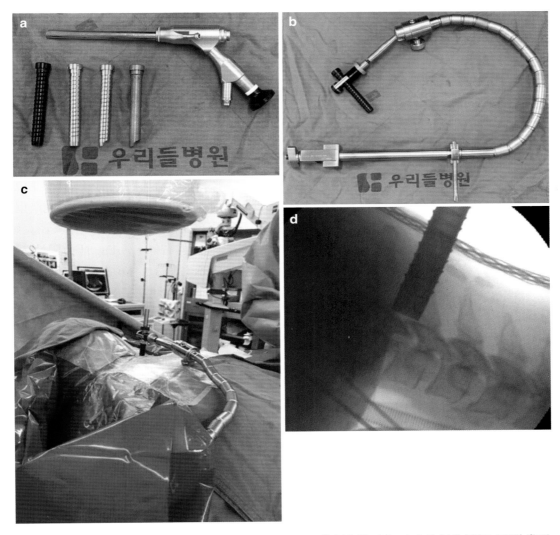

图 14.4　(a)工作套筒由金属和塑料制成,有带螺纹槽和不带螺纹槽两种,也分为圆头斜切口两种类型。(b,c)金属臂连接并固定工作套管和手术台,使工作套管在进行内镜手术时不会移动。(d)在 C 形臂视图中,工作套管固定在目标点上。

上椎弓根下缘到下椎弓根上缘的空间来进行神经根减压(图 14.6)。在某些情况下,如果神经减压不充分且需要在狭窄的空间来牵拉神经结构以摘除突出的椎间盘,可以进行部分椎弓根切除术。在外侧边界,通过钻孔至椎弓根外侧缘对神经根进行减压。为避免脊柱不稳定,关节突关节应只钻取一半。在确定硬膜外侧缘和神经根后,将发现突出的椎间盘(图 14.6)。大多数椎间盘突出位于神经根的腋下部分。在将神经根向上牵

拉后,使用 Ho:YAG 激光去除破裂的椎间盘。手术结束后,使用内镜探针触诊神经根,如果神经根减压良好,则可以看到游离的神经根。

## 14.4 并发症

　　PECF 可能出现几种并发症。在进行这种手术时可能会造成硬膜或神经损伤,从统计学上说这种可能性很小,但是应该小心操

作,因为这可能是由操作不慎或技术不到位造成的。术中应积极止血,因为术后出血可能压迫神经,导致神经症状。如果内镜灌注液的压力增加,可能会压迫神经,因此在手术过程中必须持续监测灌注液的流量。由于手术切口部位的皮肤可能尚未愈合,术后应做好伤口处理,进行适当的消毒和抗生素应用,以防止切口感染。

## 14.5 病例说明

### 14.5.1 病例 1

　一例 42 岁的女性上班族患者,2 个月前出现右肩胛部疼痛、右臂外侧疼痛,伴刺痛感及右手拇指和示指麻木症状。她不仅无法静坐,而且无法转动脖子,疼痛使她无法躺下睡觉。两个月来,疼痛越来越严重。尽管服用了止痛药,但疼痛没有减轻。她的肌力正常,但右侧 Spurling 征为阳性。颈椎 MRI 提示右侧 C5~C6 有一外侧型椎间盘突出,压迫 C6 神经根(图 14.7)。患者接受了 PECF 手术,在内镜视野中发现了一个突出的椎间盘,压迫神经根的腋窝部位,用 Ho:YAG 激光将其切除(图 14.8)。手术时间约为 40 分钟,术后患者的所有症状立即消失。两天后她回到家中,没有感觉到任何疼痛,因此现在她可以自由活动和生活,睡眠也很舒适。

### 14.5.2 病例 2

　一例 60 岁的女性患者,因右臂后侧疼

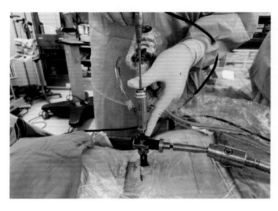

图 14.5　内镜进入工作套管,通过显示器检查手术部位,使用内镜钻头进行椎间孔切开术或椎板椎间孔切开术。一只手固定内镜,另一只手握住钻头并移动它。

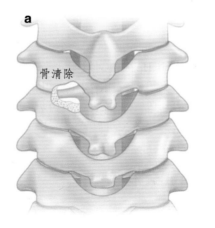
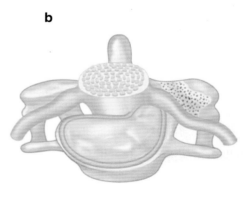

图 14.6　进行椎间孔切开术或椎板椎间孔切开术后,在清理软组织后确定神经根和硬膜的侧缘。通常情况下,椎间盘突出病变位于神经根的腋下部位。

痛就诊。8 个月前,她在另一家医院接受了
C6~C7 人工椎间盘植入术(图 14.9),随后逐
渐出现上述症状。当她把头向右转时,诉右
臂疼痛。因此,即使椎间盘没有问题,她也一
直无法转动颈部。在颈椎 MRI 检查中,右侧
C6~C7 处的椎间盘突出,即人工椎间盘植入

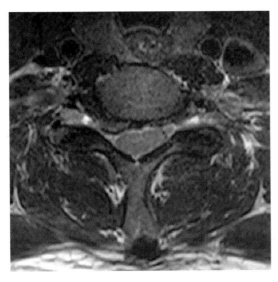

图 14.7　在磁共振成像的轴位切面上,右侧 C5~C6
的外侧椎间盘突出压迫 C6 神经根。

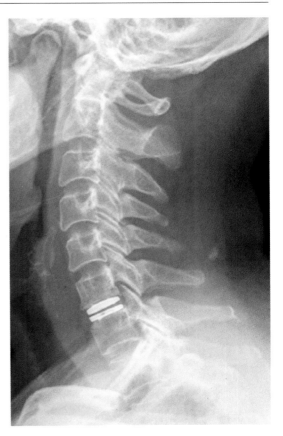

图 14.9　患者 8 个月前在另一家医院接受了
C6~C7 的人工椎间盘植入术。

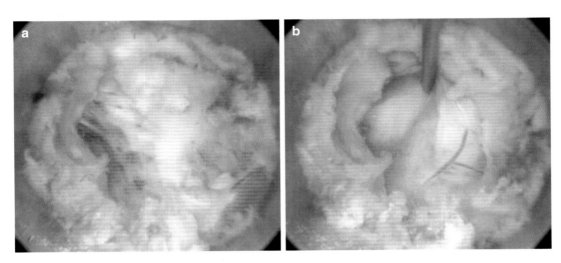

图 14.8　(a)椎间孔切开术后,在内镜视野中发现 C6 神经根的外侧缘和硬膜。(b)当对 C6 神经根向上牵拉
时,在神经根的腋下部位发现压迫神经根的椎间盘。

处压迫了 C7 神经根（图 14.10）。她接受了
PECF，并用激光切除了内镜视野下压迫神
经根的突出的椎间盘（图 14.11）。她的症状
得到缓解，之后颈部活动恢复正常，人工椎
间盘也显示正常。手术后，MRI 显示神经根
充分减压（图 14.12）。

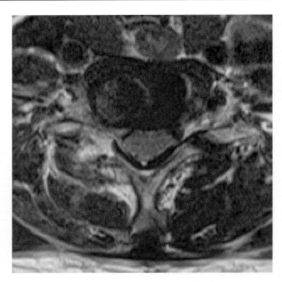

图 14.12　术后 MRI 确认 C7 神经根已经得到从前
至后减压。

（陈东　李强　译）

## 参考文献

1. Spurling RG, Scoville WB. Lateral rupture of
   the cervical intervertebral disc: a common cause
   of shoulder and arm pain. Sug Gynecol Obstet.
   1944;78:350–8.
2. Won S, Kim CH, Chung CK, et al. Clinical outcomes
   of single-level posterior percutaneous endoscopic
   cervical foraminotomy for patients with less cer-
   vical lordosis. J Minim Invasive Spine Surg Tech.
   2016;1(1):11–7.
3. Adamson TE. Microendoscopic posterior cervical
   laminoforaminotomy for unilateral radiculopathy:
   results of a new technique in 100 cases. J Neurosurg.
   2001;95:51–7.
4. Ruetten S, Komp M, Merk H, Godolias G. A new
   full-endoscopic technique for cervical posterior
   foraminotomy in the treatment of lateral disc hernia-
   tions using 6.9-mm endoscopes: prospective 2-year
   results of 87 patients. Minim Invasive Neurosurg.
   2007;50:219–26.

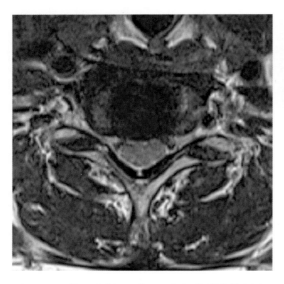

图 14.10　位于右侧 C6 和 C7 之间的剩余椎间盘，
在磁共振成像的轴位视图上，人工椎间盘被插入、
突出并压迫 C7 神经根。

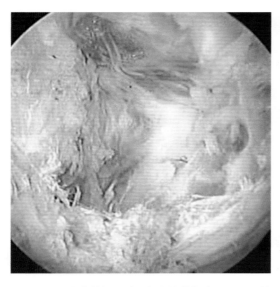

图 14.11　在内镜视野中，突出的椎间盘压迫 C7 神
经根。

# 第 15 章

# Ho:YAG 激光前路内镜下颈椎椎间盘切除术

Junseok Bae

**摘要**

前路内镜下颈椎椎间盘切除术是治疗软性椎间盘突出引起的神经根型和脊髓型颈椎病的有效方法。特别是 Ho:YAG 激光是在狭窄空间中的内镜可视状态下进行有效、准确手术最重要的工具。在本章中,我们将概述在前路内镜下颈椎椎间盘切除术中使用内镜激光的技巧和要点。

**关键词**

前路内镜下颈椎椎间盘切除术;颈椎椎间盘突出症;Ho:YAG 激光;椎间孔型椎间盘突出;中央型椎间盘突出

## 15.1 概述

前路内镜下颈椎椎间盘切除术是治疗软性椎间盘突出引起的神经根型和脊髓型颈椎病的有效方法[1-6]。Tajima 等首次报道了经皮前路颈椎椎间盘切除术[7]。随着内镜器械和侧面发射激光技术的发展,经皮颈椎自动髓核切除术、经皮颈椎激光减压术和经皮颈椎内镜下激光椎间盘切除术等技术也得到了发展。特别是 Ho:YAG 激光是在内镜可视状态下在狭窄空间内进行高效、准确手术最重要的工具[8]。在本章中,我们将概述在前路内镜下颈椎椎间盘切除术中使用内镜激光的技巧和要点。

## 15.2 适应证

其适应证是位于中央区、旁中央区和椎间孔区域的软性颈椎椎间盘突出,可引起神经根型病变或脊髓型病变,且与影像学检查结果一致,经适当保守治疗后症状改善不成功[2,3,7-11]。禁忌证是钙化的椎间盘突出、游离型椎间盘突出、严重的退行性变性脊椎病并伴有椎间盘间隙狭窄(椎间盘间隙<3mm)、脊髓型颈椎病、脊椎滑脱症、不稳定、骨折、肿瘤或感染。

## 15.3 手术技术

手术在局部麻醉或全身麻醉下进行。为

**电子补充资料** 本章的在线版本(https://doi.org/10.1007/978-981-16-2206-9_15)包含补充资料和视频,可供授权用户使用。

了在局部麻醉下进行舒适的手术，术前通过触诊椎体评估患者的颈部情况至关重要。过于敏感和容易呕吐的患者或有陌生环境恐惧症的患者建议进行全身麻醉。静脉注射咪达唑仑和芬太尼进行意识镇静。在局部麻醉过程中，麻醉师会仔细调整镇静剂的用量。在手术的各个阶段，患者应确保没有不适感，以保证手术安全。监测症状的变化是有利的，它有助于手术医生识别神经结构，从而进行安全的手术。突出物减压后疼痛的立即缓解可以通过唤醒的患者得到确认。在全身麻醉的情况下，手术过程中应进行神经监测。

患者取仰卧位，颈部轻微伸展，躺在射线透视台上（图 15.1）。然后，通过拍摄正位和侧位透视图像定位病变水平。如果旁中央型或椎间孔型椎间盘突出，建议采用对侧入路。身体的中线、椎间盘空间和胸锁乳突肌内侧边缘由体表标志指示。在触及颈动脉搏动后，用示指和中指轻轻地将包括气管和食管在内的内脏腔隙移至对侧（图 15.2a，b）。将穿刺针插入指尖之间的椎间盘间隙（图 15.2c）。插入至颈前中线时应小心，以防损伤颈长肌。在侧方视角下，穿刺针进入后椎间盘间隙。椎间盘造影可显示对比剂渗入硬

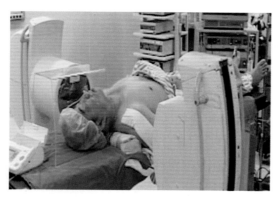

图 15.1　患者取仰卧位，颈部略微伸展，位于可透视的手术台上。请注意，塑料胶布正在向下牵拉患者的肩膀，适当地暴露透视的病变水平，尤其是下颈椎。

膜外腔（图 15.3）。使用靛蓝胭脂红染色时，酸性退行性变的髓核可被染成蓝色。通过穿刺针插入导丝。使用连序扩张器（图 15.4），导入工作套管以到达后方椎体（图 15.5 和图 15.6）。这对于避免在减压过程中不必要的正常髓核切除和进行选择性碎片切除是很重要的。将 3.9mm 内镜（CESSYS ventral，joimax GmbH，Germany）导入工作套管（图 15.7）。在切除韧带下突出的碎片后，可以确定 PLL 的缺损。使用侧面发射的 Ho：YAG 激光松解纤维化固定的后环和突出的碎片（图 15.8）。通过撕裂 PLL 层可以看到硬膜外腔的突出碎片。侧面发射激光进一步打开 PLL，暴露并调动硬膜外突出。用抓钳取出突出的碎片（图 15.9）。对于椎间孔型突出，必须打开后侧钩椎关节，才能使内镜充分进入椎间孔。使用内镜铰刀、金刚石钻头或激光去除后方的钩椎关节（图 15.10）。总之，侧面发射 Ho：YAG 激光（图 15.11）在以下方面非常有用：①缩小增厚的后椎间盘环和切除后方骨赘，以打开进入椎间盘间隙后表面的适当视野；②减薄退行性变的 PLL；③打开 PLL 的缺损，以进入硬膜外腔（图 15.12）；④切除后方的钩椎关节以进行椎间孔减压术；⑤切除椎间孔韧带以探查椎间孔突出。确定 PLL 裂缝并保留正常的纤维环非常重要。在打开 PLL 裂缝进行突出碎片切除时，激光束应轻柔地下垂到正常的 PLL 和硬膜上，以突出作为安全屏障。为了防止复发，重要的是不要广泛暴露硬膜囊（图 15.13）。

## 15.4　术后注意事项

取出工作管和内镜，皮下缝合伤口并用纱布覆盖。术后观察 3 小时，必须在 24 小时内出院。

报道的总体成功率从 51% 到 94.5% 不

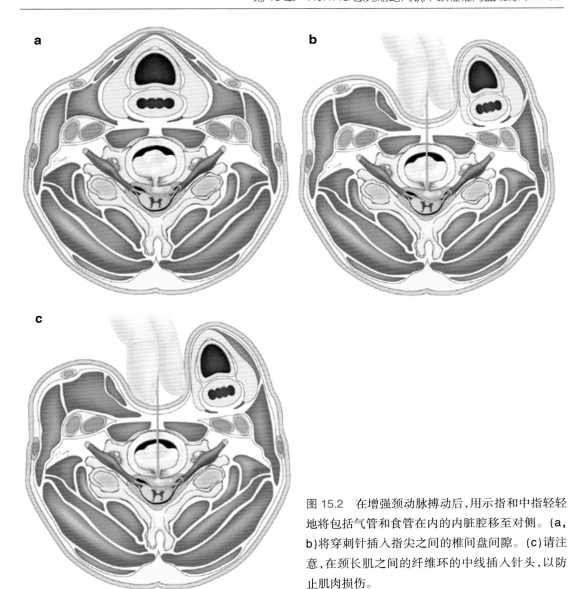

图 15.2　在增强颈动脉搏动后,用示指和中指轻轻地将包括气管和食管在内的内脏腔移至对侧。(a,b)将穿刺针插入指尖之间的椎间盘间隙。(c)请注意,在颈长肌之间的纤维环的中线插入针头,以防止肌肉损伤。

等[3,8,10,11]。翻修手术与高龄、男性、椎间孔型突出、原发水平和相邻水平的椎间盘退行性变、脊椎骨关节病、颈椎后凸和原发节段角度恶化有关[3]。对于复发性椎间盘突出和狭窄加重的患者,需要行前路颈椎椎间盘切除融合术或人工椎间盘置换术。另一份报告显示,椎间孔型突出和旁中央型突出组的疗效优于中央型突出组[2,7,9]。

## 15.5　病例说明

### 15.5.1　病例 1

一例 36 岁的男性患者出现颈部疼痛和左侧神经根性症状。MRI 显示 C5~C6 水平软性椎间盘突出。中央型椎间盘突出延伸至左侧椎间孔区域,压迫 C6 神经根(图15.14a,

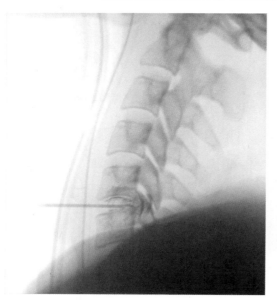

图 15.3 椎间盘造影显示对比剂渗漏到硬膜外腔。

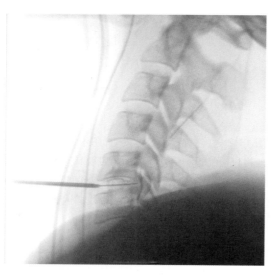

图 15.4 首先通过针头插入导丝,然后按顺序插入扩张器。

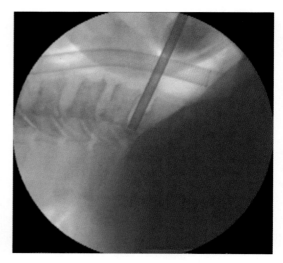

图 15.5 引入工作套管到达后椎体。

分,突出的碎片挤压到硬膜外腔(图 15.14c)。去除突出物后,硬膜外搏动被识别出来(图 15.14d)。术后 MRI 显示神经根完全减压(图 15.14e,f)。

### 15.5.2 病例 2

一例 44 岁的女性患者,因 C5~C6 水平的椎间盘突出而出现颈部疼痛和左臂放射痛(图 15.15a)。前路内镜下颈椎椎间盘切除术后,疼痛缓解(图 15.15b)。术后 21 年,她的随访 MRI 和 X 线片显示椎间盘高度和颈椎序列保持不变(图 15.15c,d)。

## 15.6 结论

前路内镜下颈椎椎间盘切除术是治疗颈椎软性椎间盘突出有效可行的手术方案。侧面发射 Ho:YAG 激光是安全和精确手术的重要工具。虽然它需要一个漫长的学习过程,但熟练的技术和适当的手术器械将产生可重复和相当稳定的手术效果。

b)。在局部唤醒麻醉状态下行前路内镜下颈椎椎间盘切除术。在中央椎间盘后间隙引入工作通道内镜后,可以看到 PLL 撕裂部

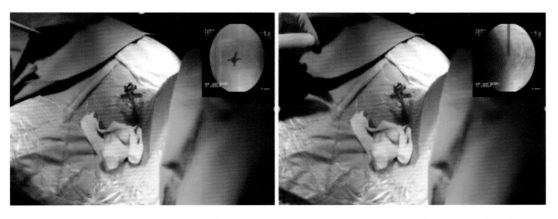

图 15.6　术中透视显示工作通道在正位视图上位于中线位置,并在侧位视图上位于椎体后缘线位置。

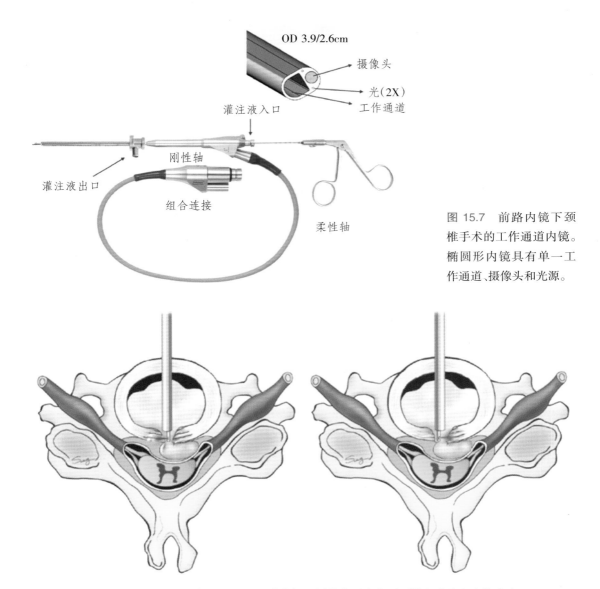

图 15.7　前路内镜下颈椎手术的工作通道内镜。椭圆形内镜具有单一工作通道、摄像头和光源。

图 15.8　使用侧面发射的 Ho:YAG 激光打开纤维化固定的后环带和清除突出的碎片。

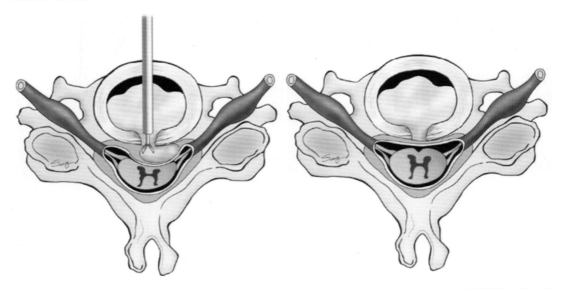

图 15.9    使用侧面发射激光解除纤维环固定并打开 PLL 以暴露并调动突出物后，可以用抓钳取出突出的碎片。

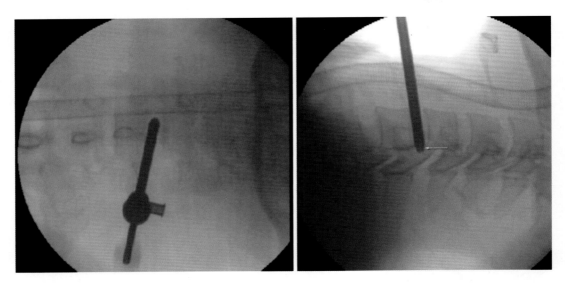

图 15.10    使用内镜铰刀（箭头所示）切除钩突关节的后部以治疗椎间孔突出。

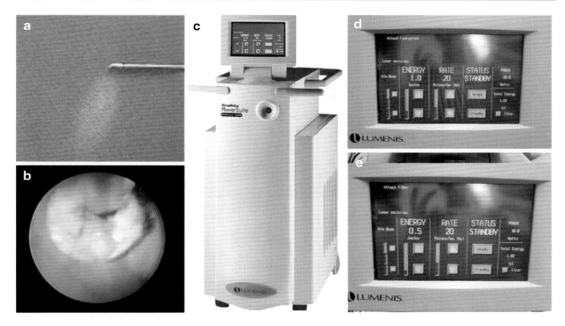

图 15.11　侧面发射 Ho:YAG 激光束(a)及其在蒸发或消融椎间盘后部纤维环中的应用。(b)激光器(c)及其初始阶段的设置(d)和接近神经组织的后期阶段设置(e)。

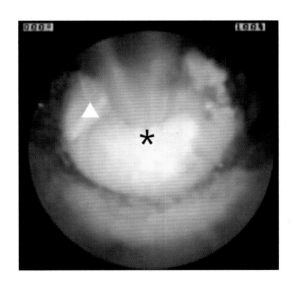

图 15.12　侧面发射激光打开 PLL 中的缺损处(三角箭头所示)以进入硬膜外腔。请注意,以突出(★)作为安全屏障,激光束在硬膜上轻轻下垂。

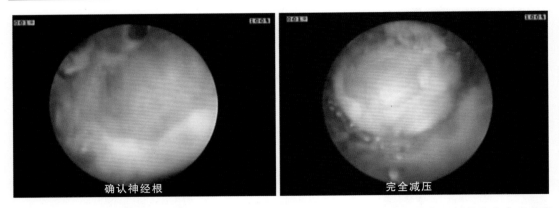

图 15.13　术中内镜下显示神经根和硬膜被减压。尽可能保留 PLL 层对于预防复发性椎间盘突出非常重要。

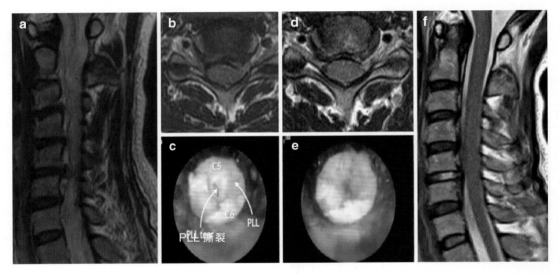

图 15.14　一例 36 岁的男性患者,出现颈部疼痛和左侧神经根性症状。(a,b)MRI 显示 C5~C6 水平软性椎间盘突出。中央型椎间盘突出延伸至左侧椎间孔区域,压迫 C6 神经根。(c)在唤醒麻醉状态下行前路内镜下颈椎椎间盘切除术。在中央椎间盘后间隙引入工作通道内镜后,可以看到 PLL 撕裂部分,突出的碎片挤压到硬膜外腔。(d)切除突出物后,硬膜外搏动被识别出来。(e,f)术后 MRI 显示神经根完全减压。

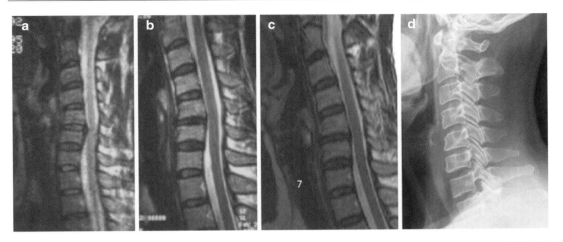

图 15.15　(a)一例 44 岁的女性患者,因 C5~C6 椎间盘突出引起颈部疼痛和左臂放射痛。(b)前路内镜下颈椎椎间盘切除术后,她的疼痛得到缓解。(c,d)术后 21 年,她的随访 MRI 和 X 线片显示椎间盘高度和颈椎排列保持不变。

（彭京　劳泽辉　译）

# 参考文献

1. Bae DH, Seuk JW, Lee SH, Bae J. Long-term clinical and radiological follow-up after anterior endoscopic cervical discectomy: a case report. AME Case Rep. 2020;4:31.
2. Ahn Y, Keum HJ, Shin SH. Percutaneous endoscopic cervical discectomy versus anterior cervical discectomy and fusion: a comparative cohort study with a five-year follow-up. J Clin Med. 2020;9(2):371.
3. Oh HS, Hwang BW, Park SJ, Hsieh CS, Lee SH. Percutaneous endoscopic cervical discectomy (PECD): an analysis of outcome, causes of reoperation. World Neurosurg. 2017;102:583–92.
4. Choi G, Pophale CS, Patel B, Uniyal P. Endoscopic spine surgery. J Korean Neurosurg Soc. 2017;60(5):485–97.
5. Ahn Y, Lee SH, Chung SE, Park HS, Shin SW. Percutaneous endoscopic cervical discectomy for discogenic cervical headache due to soft disc herniation. Neuroradiology. 2005;47(12):924–30.
6. Ahn Y, Lee SH, Lee SC, Shin SW, Chung SE. Factors predicting excellent outcome of percutaneous cervical discectomy: analysis of 111 consecutive cases. Neuroradiology. 2004;46(5):378–84.
7. Ahn Y. Endoscopic spine discectomy: indications and outcomes. Int Orthop. 2019;43(4):909–16.
8. Lee SH, Ahn Y, Choi WC, Bhanot A, Shin SW. Immediate pain improvement is a useful predictor of long-term favorable outcome after percutaneous laser disc decompression for cervical disc herniation. Photomed Laser Surg. 2006;24(4):508–13.
9. Quillo-Olvera J, Lin GX, Kim JS. Percutaneous endoscopic cervical discectomy: a technical review. Ann Transl Med. 2018;6(6):100.
10. Lee JH, Lee SH. Clinical and radiographic changes after percutaneous endoscopic cervical discectomy: a long-term follow-up. Photomed Laser Surg. 2014;32(12):663–8.
11. Ahn Y, Lee SH, Shin SW. Percutaneous endoscopic cervical discectomy: clinical outcome and radiographic changes. Photomed Laser Surg. 2005;23(4):362–8.

第 **16** 章

# $CO_2$ 激光显微镜下后纵韧带骨化切除术

JiYoung Cho, Ho-Yeon Lee

**摘要**

OPLL 是一项重大的手术挑战,尤其是当它涉及多个颈椎水平时。然而,多层次 OPLL 手术方法的选择仍是一个有争议的问题。前方椎体切除术并不容易,但可以通过切除骨赘来实现。

OPLL 有黏附在硬膜下的倾向。此外,其往往出乎意料地比椎体本身柔软。用 Kerrison 冲孔器过度牵拉粘连的后纵韧带骨化可能会因硬膜撕裂而损伤脊髓。如果存在粘连的后纵韧带骨化,使用 $CO_2$ 激光是有帮助的。由于附着物具有微乳化作用,因此使用 $CO_2$ 激光来溶解附着物。

撰写本章旨在介绍一种使用 $CO_2$ 激光直接进行颈椎前路椎体切除术来治疗颈椎后纵韧带骨化的技术。众所周知,功率设置为 5W 的 $CO_2$ 激光可穿透骨的外层,因此用 5W 的激光就能充分消融已经变薄的后纵韧带骨化或小的骨质增生。我们的研究表明,聚焦激光束可以利用倾斜的微型切口汽化带有硬膜保护层的后纵韧带骨化。

**关键词**

颈椎后纵韧带骨化症;显微镜手术;激光手术;后纵韧带骨化;脊柱手术

## 16.1 概述

OPLL 是颈椎病(CSM)的主要病变之一[1,2]。治疗 OPLL 的最佳手术选择一直是个争论不休的问题,在使用前路手术还是后路手术的问题上仍然存在争议[3-12]。与后路减压手术相比,前路颈椎椎间盘切除术和后纵韧带骨化切除术能提供更好的治疗效果。对于颈椎管受损较严重(颈椎管占位率≥60%)或颈椎整体后凸>10°或 K 线呈阴性的患者,前路减压术可获得更好的神经治疗效果[13-16]。然而,前路椎体后凸切除术对技术要求较高,可能会导致先天性神经状态恶化和意想不到的手术相关并发症,包括脑脊液(CSF)漏和移植物问题[17-19]。当然,如果 OPLL 涉及多个颈椎水平,对技术的要求会更高,治疗成功与否在很大程度上取决于创伤较小的操作。

手术技术和工具的最新进展,如可以改善视野的手术显微镜、可以水平而非垂直切割的高速钻头,以及可以连接到手术显微镜上的 $CO_2$ 激光器,使得将骨头钻到纸一样薄的厚度,然后完全消融后纵韧带骨化变得可行且安全[20,21]。

在此,我们介绍了激光辅助椎间盘切除术的手术技巧和病例展示,其结果是在对椎管进行充分减压的同时,硬膜损伤的风险更低,神经功能缺损的恢复也更好。我们证实,聚焦的激光束可以利用带角度的微型切割器汽化带硬膜保护的后纵韧带骨化。

# 16.2　说明

颈椎 OPLL 需要前路减压(有/无融合术)。

- 管腔明显受损(管腔占用率≥60%)。
- 整体颈椎后凸>10°。
- K 线为负数。

# 16.3　手术技术

## 16.3.1　手术方式的选择

在过去的 30 年中,OPLL 的手术技术发生了显著的变化,从创伤较大的技术转变为创伤较小的技术[3-5,18,22]。过去的手术方法有自体骨椎体后凸移植术、全骨移植术和减压术,但没有融合术。对多层次后纵韧带骨化采用了多层次椎体后凸与自体骨(髂骨或蝶骨)移植术,但出现了移植物问题和供体部位不适。作为一种创伤较小的手术,在显微镜手术的控制下使用了脊柱保持架。无融合的多层次斜角椎体切除术是一种创伤更小、更有效的腹侧方法,并取得了良好的效果[23,24]。由于没有明确的标准来选择有无融合,因此手术方法取决于手术医生的喜好。

不过,对于 X 线片显示有明显不稳定性的患者,应避免行多层次斜角椎体切除术(无融合术)。

## 16.3.2　手术技术

1.前椎体后凸切除术和融合术(ACF)

患者取仰卧位。在进行全身麻醉之前,应检查颈椎的安全活动范围,以避免插管时损伤脊髓。获取侧位 X 线片以核实受关注程度。使用高速钻头进行标准的椎间盘切除术。重要的是钻出后纵韧带骨化的中央部分,然后从内侧向外侧方向钻孔,以避免骨化的后纵韧带浮动。当只剩下很小的皮质骨壳时,我们一般会用火柴头钻头代替金刚石钻头。由于火柴头毛刺的顶端是钝的,沿着侧面切割,因此相对安全,使用时也不需要过多的压力。这样可以避免对脊髓下层施加过大的压力。为了防止硬膜撕裂和随后的脊髓液渗漏,在原位保留了一薄层后纵韧带骨化,并使用显微切割器从未粘贴的部分开始仔细剥离,将后纵韧带骨化与硬膜分离。

$CO_2$ 激光系统(Sharplan Laser Industries,Tel Aviv,Israel)与手术显微镜相连,红色氦氖瞄准光束使我们能够安全精确地完成这项工作。然后使用 $CO_2$ 激光溶解粘连,同时从后纵韧带骨化包块和硬膜之间的开口处插入专门设计的倾斜显微切割器,以消融剩余的后纵韧带骨化。用微型切口器保护硬膜浅层(图 16.1 和图 16.2)。后纵韧带骨化可通过光斑大小为 0.46~0.85mm 的聚焦激光束汽化。5W 脉冲-单脉冲模式激光器足以汽化变薄的后纵韧带骨化或骨质增生。在使用 $CO_2$ 激光时,保持手术区域湿润对减少误伤的风险非常重要,因为水会立即被 $CO_2$ 激光的能量吸收。使用适配器将激光器连接到手术显微镜上,这样就可以用操纵杆对激光器进行微操作。利用这种方法,后纵韧带骨化可以被完全溶解和移除,而下面的硬膜则完

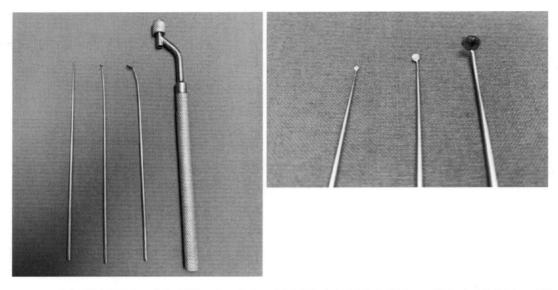

图 16.1　专门设计的斜角显微切割器。由于它有一个圆形的胖头,因此在使用 $CO_2$ 激光时可将其置于后纵韧带骨化下方以保护脊髓。

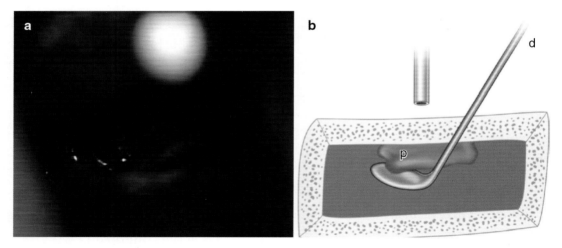

图 16.2　(a)显微镜拍摄的术中照片。照片左侧为头侧方向,下侧为侧方方向。(b)使用 $CO_2$ 激光和位于后纵韧带骨化与硬膜之间的斜角显微切割器切除密集粘连的后纵韧带骨化的手术技巧示意图。

好无损。

　　与硬膜功能不全有关的一些后纵韧带骨化区域可以连同硬膜一起切除。在这种情况下,我们通常会在手术后期进行临时脑脊液引流。在完全切除后纵韧带骨化后,我们进行椎板切开,并使用锉刀和 1mm 的 Kerrison 冲孔器从侧面切开椎体,直到可

以看到脊髓的侧支。一旦减压显示重新扩张的硬膜有足够的搏动,就切除上部椎体的前唇和骨刺,为保证植骨面平整。我们没有使用孔内钉技术,而是保留了一小块后唇,以防止背侧移植物移位。采用同种异体腓骨移植物或填充尸体骨片的圆柱形网状笼进行骨融合。轻轻放置移植物

后，拍摄侧位 X 线片以确认移植物的位置和脊柱的对齐情况。用螺钉固定适当轮廓的钢板。

### 2.多节段斜位非融合椎位切除术（MOC）

全身麻醉令人满意后，患者取仰卧位，颈部伸直。做一个横向皮肤切口，采用通常的史密斯–罗宾逊（Smith-Robinson）方法，从压迫较重和症状较重的一侧暴露椎前间隙。通过向内侧牵拉气管和食管，以及向外侧牵拉脚趾颈动脉鞘进行软组织解剖。在暴露椎体和同侧的颈长肌后，小心地向外侧移位颈长肌，以暴露横突的内侧部分。将卡斯帕螺钉插入手术区段椎体的中点。启动基于 O-arm®（Medtronic Sofamor Danek，Memphis，TN）的导航系统（StealthStation® TREON™ system，Medtronic Sofamor Danek，Memphis，TN）以确定手术水平[25]。

用钻头在上椎体的接近侧开出一个体外骨窗。我们在椎体上部前表面的上边缘使用金刚石钻头开始钻孔。我们通常使用金刚石钻头，因为这种钻头可以大大减少椎体松质部的出血。钻孔朝后纵韧带骨化包块的后方进行，在椎间盘间隙的后部停止。然后通过椎体上部的侧方下切，将骨窗斜向扩展到椎体下部的上部。椎体从外侧向相反的后外侧角斜向钻孔。这种减压是通过有限的骨切除（<椎体的 50%）实现的。在轴位和矢状位上，骨槽和椎间盘槽被扩大到梯形工作空间，在椎间盘上小心应用锐利的解剖技术，以避免高速钻头的热损伤或振动损伤。在骨切除过程中，钻孔后灌注比连续灌注更能控制骨出血。然后用高速旋转的毛刺剥离暴露的后纵韧带骨化中央部分，直至暴露出双侧裙缘。通常情况下，粘连较少的部分位于下层，因此从下缘开始从硬膜剥离后纵韧带骨化。用锉刀切除后纵韧带骨化的中心部分，完成后纵韧带骨化包块的剥离，然后切除后纵韧带骨化包块。还使用 CO₂ 激光溶解粘连，同时从后纵韧带骨化包块和硬膜之间的开口处插入带角度的微型刀，消融剩余的后纵韧带骨化，以防止硬膜损伤。

如果后纵韧带骨化严重侵袭硬膜，且没有剥离边缘，则切开硬膜以保留蛛网膜，防止脊髓疝。在硬膜下腔之间放置一个大于硬膜缺损的硬膜人工补片，以覆盖破洞[26]。完全减压后，应确认同侧和对侧脊髓搏动的恢复，并在硬膜上铺设单层手术海绵，以防止突然减压后脊髓前囊过度肿胀。术后建议患者佩戴颈托 2~4 周，卧床休息 3 天。通过硬膜外引流和 7 天卧床休息控制了脑脊液漏。

## 16.4　术后注意事项

1.CSF 漏；针对 CSF 漏的体积可控伤口引流管或腰椎引流管。

2.移植问题；在某些情况下，可能需要追加后路固定（图 16.3）。

3.不稳定性；在 MOC 期间椎体切除超过 50%，不切实际的减压扩展导致不稳定性和压缩性骨折。因此，可能会出现不稳定性，这可能需要通过植入体植入后路内固定来解决。

## 16.5　病例说明

### 16.5.1　病例 1

一例 45 岁的男性患者，因颈部疼痛、双上肢麻木和无力而就诊。摔倒后行走困难加剧。术前图像显示，颈椎后纵韧带骨化位于 C3~C7，并伴有脊髓压迫。我们为他实施了椎体后凸切除术和后纵韧带骨化移除术（图 16.4）。

### 16.5.2 病例 2

一例 39 岁的男性患者因颈部疼痛和无力而就诊。术前 MRI 和 CT 显示,C3~C6 处

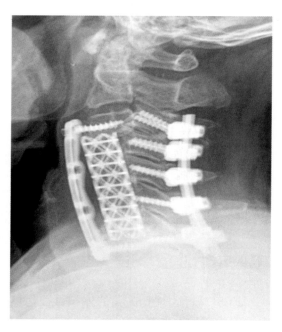

图 16.3 在多节段 OPLL 病例中,先进行前路椎体切除术和融合术,再进行后路融合术。移植物问题和不融合的情况都有所减少。

有颈椎后纵韧带骨化,C3~C4 水平有最大限度的脊髓压迫,相关的脊髓受压。我们对患者进行了颈椎切开术和后纵韧带骨化切除术。后纵韧带骨化包块被完全切除,椎体后凸的颈椎曲度也得到了矫正,变得更加宽松(图 16.5)。

### 16.5.3 病例 3

一例 54 岁的女性患者因颈部疼痛和颈源性头痛前来就诊。她还伴有双上肢麻木和疼痛。术前 MRI 和 CT 显示在 C3~C4 处有一个颈椎后纵韧带骨化。采用斜角切除术(无融合技术)切除了体积相对较小的后纵韧带骨化包块。斜角切除术的水平和方向是通过导航确定和引导的。后纵韧带骨化包块被完全切除,未出现任何并发症(图 16.6)。

### 16.5.4 病例 4

一例 46 岁的男性患者因脊髓病就诊。他主诉双上肢和双下肢无力、麻木并伴有僵硬。术前 MRI 和 CT 显示,C2~C3 处有颈椎后纵韧带骨化。我们利用导航系统,通过多水平斜角切除术切除了后纵韧带骨化,但没

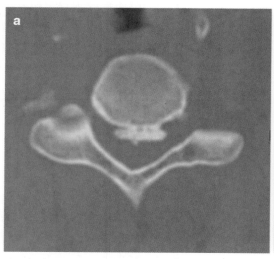
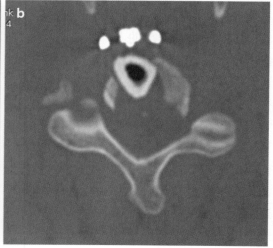

图 16.4 一例 45 岁的男性患者,因颈部疼痛、行走困难和上肢无力,接受了椎间盘切除术,并利用激光辅助显微镜下手术技术进行了融合。(a)术前轴位 CT 图像显示后纵韧带骨化。(b)术后轴位 CT 图像显示椎管完全减压。

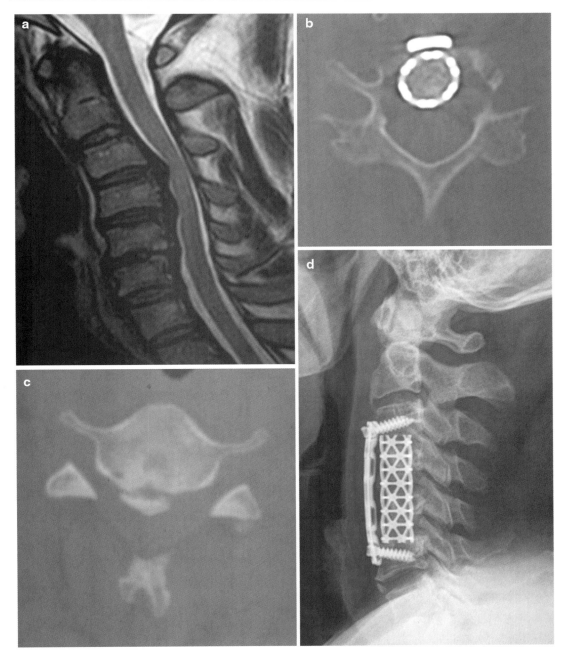

图 16.5　(a、b)术前 MRI 和 CT 显示 C3~C6 处有颈椎后纵韧带骨化,在 C3~C4 水平有最大限度的脊髓压迫和相关脊髓受压。我们对患者进行了椎体后凸切除术和后纵韧带骨化内翻术。(c)后纵韧带骨化包块被完全切除。(d)颈椎曲度更加前凸。

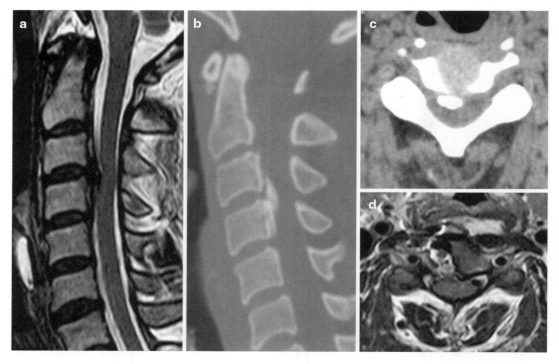

图 16.6　(a~c)术前 MRI 和 CT 显示 C3~C4 处有一个颈椎后纵韧带骨化。(d)采用斜角切除术(无融合技术)切除了体积相对较小的节段型后纵韧带骨化包块。后纵韧带骨化包块被完整切除。(e)通过导航确定并引导斜角切除术的水平和方向。(待续)

有进行融合。术后 T2 加权矢状位 MRI 成像和轴位图像显示,C2~C3 后纵韧带骨化包块被完全切除。三维重建 CT 图像显示,C2~C3 前部有一个小长孔(图 16.7)。

### 16.5.5　病例 5

一例 53 岁的女性患者因颈部和胸部疼痛伴呼吸困难就诊 2 年。术前 MRI 和 CT 显示,C3~T2 位置有一坚硬、钙化的颈胸后纵韧带骨化,并伴有脊髓压迫。我们使用导航系统进行了改良的 MOC 技术,但没有进行融合。患者术后颈部和胸部疼痛立即缓解,术后 CT 扫描显示后纵韧带骨化已完全切除(图 16.8)。

### 16.5.6　病例

一例 72 岁的男性患者因脊髓病就诊。

术前图像显示,C3~C5 处有后纵韧带骨化,并伴有脊髓压迫。我们为他实施了 C3~C5 的多平面斜角切除术,但没有进行融合。该患者的前纵韧带骨化(OALL)。术后图像显示,后纵韧带骨化包块完全切除,3 年后无不稳定性(图 16.9)。

## 16.6　结论

本章介绍了一种使用 $CO_2$ 激光直接进行颈椎前路椎体切除术的技术,用于治疗颈椎后纵韧带骨化。激光辅助椎体后凸切除术可在椎管减压不足的情况下减少硬膜损伤的风险,并能更好地恢复神经功能缺损。

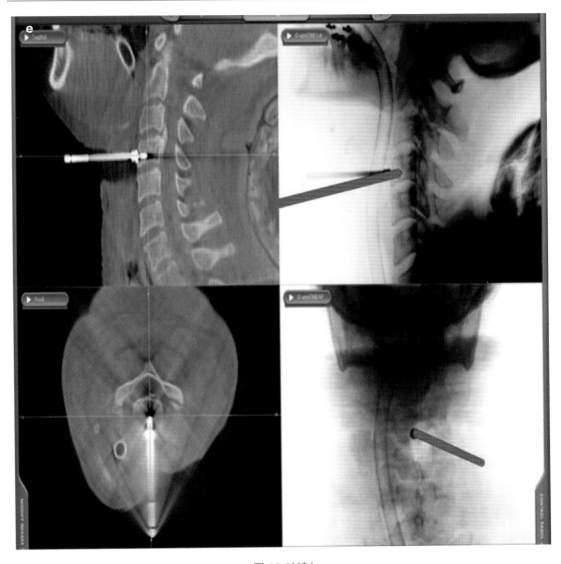

图 16.6( 续 )

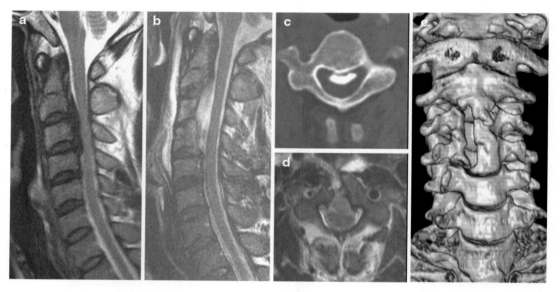

图 16.7    (a,c)术前 MRI 和 CT 显示 C2~C3 处有连续型颈椎后纵韧带骨化。术后 T2 加权矢状位 MRI(b)和轴位图像(d)显示 C2~C3 后纵带骨化包块已完全切除。三维重建 CT 图像(e)显示 C2~C3 前部有一个小长孔。

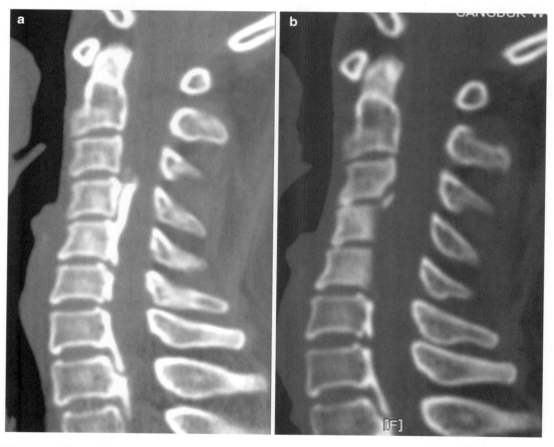

图 16.8    术前(a)和术后(b)矢状位 CT 图像。通过斜角切除术切除了位于 C4~C5 的混合型后纵韧带骨化包块,未进行融合术。

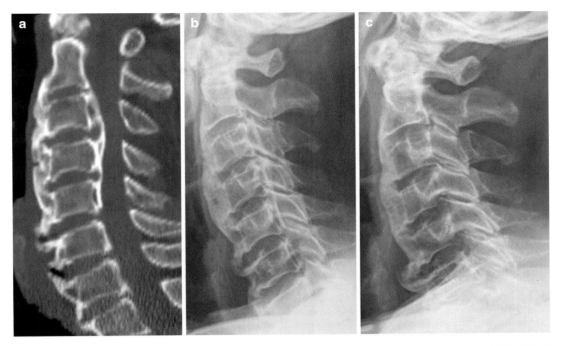

图 16.9　(a) 术前 CT 显示 C3~C6 颈椎后纵韧带骨化伴前纵韧带骨化。术前 X 线片 (b) 显示后纵韧带骨化包块已在术后切除, 并在 3 年内保持稳定 (c)。

（殷实　郭伟俊　译）

# 参考文献

1. Epstein N. Diagnosis and surgical management of cervical ossification of the posterior longitudinal ligament. Spine J. 2002;2:436–49.
2. Matsunaga S, Sakou T. Ossification of the posterior longitudinal ligament of the cervical spine: etiology and natural history. Spine (Phila Pa 1976). 2012;37:E309–14.
3. Banerji D, Acharya R, Behari S, Chhabra DK, Jain VK. Corpectomy for multi-level cervical spondylosis and ossification of the posterior longitudinal ligament. Neurosurg Rev. 1997;20:25–31.
4. Belanger TA, Roh JS, Hanks SE, Kang JD, Emery SE, Bohlman HH. Ossification of the posterior longitudinal ligament. Results of anterior cervical decompression and arthrodesis in sixty-one North American patients. J Bone Joint Surg Am. 2005;87:610–5.
5. Epstein N. Anterior approaches to cervical spondylosis and ossification of the posterior longitudinal ligament: review of operative technique and assessment of 65 multilevel circumferential procedures. Surg Neurol. 2001;55:313–24.
6. Herkowitz HN. A comparison of anterior cervical fusion, cervical laminectomy, and cervical laminoplasty for the surgical management of multiple level spondylotic radiculopathy. Spine. 1988;13:774–80.
7. Hirabayashi K, Miyakawa J, Satomi K, Maruyama T, Wakano K. Operative results and postoperative progression of ossification among patients with ossification of posterior longitudinal ligament. Spine. 1981;6:354–64.
8. Kimura I, Shingu H, Nasu Y. Long-term follow-up of cervical spondylotic myelopathy treated by canal-expansive laminoplasty. J Bone Joint Surg Br. 1995;77:956–61.
9. Onari K, Akiyama N, Kondo S, Toguchi A, Mihara H, Tsuchiya T. Long-term follow-up results of anterior interbody fusion applied for cervical myelopathy due to ossification of the posterior longitudinal ligament. Spine. 2001;26:488–93.
10. Satomi K, Nishu Y, Kohno T, Hirabayashi K. Long-term follow-up studies of open-door expansive laminoplasty for cervical stenosis myelopathy. Spine. 1994;19:507–10.
11. Tani T, Ushida T, Ishida K, Iai H, Noguchi T, Yamamoto H. Relative safety of anterior microsurgical decompression versus laminoplasty for cervical myelopathy with a massive ossified posterior longitudinal ligament. Spine. 2002;27:2491–8.
12. Wada E, Suzuki S, Kanazawa A, Matsuoka T, Miyamoto S, Yonenobu K. Subtotal corpectomy versus laminoplasty for multilevel cervical spondylotic myelopathy. Spine. 2001;26:1443–8.
13. Chen Z, Liu B, Dong J, et al. Comparison of anterior corpectomy and fusion versus laminoplasty for the treatment of cervical ossification of posterior longitudinal ligament: a meta-analysis. Neurosurg Focus. 2016;40:E8.

14. Edwards CC 2nd, Heller JG, Murakami H. Corpectomy versus laminoplasty for multilevel cervical myelopathy: an independent matched-cohort analysis. Spine (Phila Pa 1976). 2002;27:1168–75.

15. Liu X, Min S, Zhang H, et al. Anterior corpectomy versus posterior laminoplasty for multilevel cervical myelopathy: a systematic review and meta-analysis. Eur Spine J. 2014;23:362–72.

16. Shin JH, Steinmetz MP, Benzel EC, et al. Dorsal versus ventral surgery for cervical ossification of the posterior longitudinal ligament: considerations for approach selection and review of surgical outcomes. Neurosurg Focus. 2011;30:E8.

17. Epstein N. The surgical management of ossification of the posterior longitudinal ligament in 43 North Americans. Spine. 1994;19:664–72.

18. Kojima T, Waga S, Kubo Y, Kanamaru K, Shimosaka S, Shimizu T. Anterior cervical vertebrectomy and interbody fusion for multi-level spondylosis and ossification of the posterior longitudinal ligament. Neurosurgery. 1989;24:864–72.

19. Smith MD, Bolesta MJ, Leventhal M, Bohlman HH. Postoperative cerebrospinal-fluid fistula associated with erosion of the dura. Findings after anterior resection of ossification of the posterior longitudinal ligament in the cervical spine. J Bone Joint Surg Am. 1992;74, 270:–277.

20. Lee SH, Choi S. Laser-assisted microsurgical techniques for the treatment of cervical ossification of the posterior longitudinal ligament. Joint Dis Rel Surg. 2005;16:77–81.

21. Lee SH, Ahn Y, Lee JH. Laser-assisted anterior cervical corpectomy versus posterior laminoplasty for cervical myelopathic patients with multilevel ossification of the posterior longitudinal ligament. Photomed Laser Surg. 2008;26(2):119–27.

22. Abe H, Tsuru M, Ito T, Iwasaki Y, Koiwa M. Anterior decompression for ossification of the posterior longitudinal ligament of the cervical spine. J Neurosurg. 1981;55:108–16.

23. Bruneau M, Cornelius JF, George B. Multilevel oblique corpectomies: surgical indications and technique. Neurosurgery. 2007 Sep;613(3 Suppl):106–12.

24. Chibbaro S, Mirone G, Makiese O, George B. Multilevel oblique corpectomy without fusion in managing cervical myelopathy: long-term outcome and stability evaluation in 268 patients. J Neurosurg Spine. 2009 May;10(5):468–5.

25. Jang SH, Cho JY, Choi WC, Lee HY, Lee SH, Hong JT. Novel method for setting up 3D navigation system with skin-fixed dynamic reference frame in anterior cervical surgery. Comput Aided Surg. 2015;20(1):24–8.

26. Cho JY, Chan CK, Lee SH, Choi WC, Maeng DH, Lee HY. Management of cerebrospinal fluid leakage after anterior decompression for ossification of posterior longitudinal ligament in the thoracic spine: the utilization of a volume-controlled pseudomeningocele. J Spinal Disord Tech. 2012;25(4):E93–102.

# 第 17 章

# Ho:YAG 激光内镜下腰椎间盘纤维环成形术治疗椎间盘源性腰痛

Shih Min Lee，Junseok Bae

## 摘要

慢性腰痛患者对保守治疗无效，其经济、心理和社会活动受到严重影响。对于超过 6 个月的慢性腰痛有以下 4 种治疗选择：保守治疗、局部外科手术、显微镜手术和融合外科手术。内镜下激光腰椎间盘纤维环成形术(PELA)是一种微创技术，使用激光辅助脊柱内镜检查(LASE)套件直接凝固与纤维环撕裂相关的发炎椎间盘的肉芽组织。在本章中，作者试图描述并展示 PELA 在控制由异常椎间盘组织、新血管和中央撕裂后纤维环内的神经引起的慢性椎间盘源性腰痛的安全性和有效性，如纤维环肉芽组织综合征。

## 关键词

慢性腰痛；椎间盘源性腰痛；纤维环内肉芽组织综合征；内镜下激光腰椎间盘纤维成形术；激光辅助脊柱内镜检查

**电子补充资料** 本章的在线版本(https://doi.org/ 10.1007/978-981-16-2206-9_17)包含补充资料和视频，可供授权用户使用。

## 17.1 概述

文献中提出了腰痛的多种生物力学病因，如退行性椎间盘疾病、环状裂隙、压迫性髓核突出和椎间盘内破裂 [1-5]。在腰痛患者中，39%的患者有椎间盘内破裂，椎间盘造影显示一致的疼痛激发，表明其疼痛的椎间盘源性起源[6]。可以看出，椎间盘源性腰痛的病理生理学是肉芽组织经由退行性疾病或创伤引起的环状缺损(裂隙、撕裂或裂口)向内生长到椎间盘间隙中。肉芽组织引起血管生成、游离神经生长和椎间盘中的慢性炎症过程刺激该区域中的游离神经末梢[7,8]。值得注意的是，具有这种"环间肉芽"状态的患者出现腰痛而不是腿痛(图 17.1)。

椎间盘内治疗的时代开始于 1975 年，当时 Hijikata 等报告了经皮后外侧椎间盘内髓核切除术用于间接神经根减压[9]，1983 年，Kambin 等报道了经皮外侧椎间盘切除术的结果，再次推进了该研究[10]。许多外科医生继续发展非可视化方法[7,11-13]。内镜引入后，许多脊柱外科医生应用并开发了内镜脊

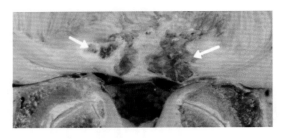

图 17.1　椎间盘内可见肉芽组织（白色箭头所示），伴有纤维环撕裂（Dr. Wolfgang Rauschning, Academic University Hospital, Uppsala, Sweden）。

柱治疗，包括 Kambin 等于 1997 年使用关节镜进行显微镜下椎间盘切除术[14]；Yeung 等于 2002 年引入经椎间孔镜减压术[15,16]；Choi 等在 2005 年引入了经椎板间入路的经皮内镜下椎间盘切除术[17]。这一概念的出现推动了使用内镜手术治疗椎间盘源性腰痛的发展，通过直接可视化环形缺陷和髓核后部，去除髓核并进行髓核成形术以控制炎症，并进行纤维环成形术以缩小环形缺损。2002 年，Yeung 等引入了经椎间孔入路使用 YESS 内镜行椎间盘热成形术和纤维环成形术[16]。同年，出现了 Tsou 等关于后外侧经椎间孔椎间盘切除术和纤维环成形术治疗慢性腰椎间盘源性腰痛的手术技术的描述[15]。2010 年，Lee 等介绍了使用激光进行髓核成形术和纤维环成形术[18]。此外，Lee 等将"纤维环内肉芽组织综合征"定义为慢性腰痛超过 6 个月且 MRI 表现为高强度区（HIZ）的疾病。然后使用 Ho：YAG 激光对受损纤维环进行热处理[19]。Park CH 等在 2019 年报告称，经椎间孔激光纤维环成形术治疗椎间盘源性腰痛比椎间盘内射频纤维环成形术更有效[20]。椎间盘源性疼痛的一般过程是有争议的，但已知疼痛是由内部椎间盘损伤、椎间盘退行性变和纤维环损伤所致的。PELA 可烧灼与受损纤维环相关的肉芽组织。该手术的最大优点是最大限度地减少对椎间盘中心的损伤来保护健康的髓核。

## 17.2　诊断

椎间盘源性腰痛很难准确诊断，特别是要确定确切的原因，并选择肯定会从 PELA 中受益的患者。腰痛的原因多种多样，包括机械不稳定、椎间盘病变、后关节疼痛、神经源性疼痛等，但一般来说，40% 的腰痛被考虑为椎间盘源性疼痛[6]。如果患者有慢性椎间盘源性腰痛和机械不稳定，应考虑稳定手术。对于椎间盘塌陷的患者，椎间融合是不可避免的。Baeet 等推荐的椎板间动态椎间融合器（IntraSPINE®）可以用于慢性腰痛伴轻度节段性不稳定[21]。

如表 17.1 所示，椎间盘源性腰痛的临床表现包括坐姿不耐受，提重物困难，牵引、劳累工作后疼痛加重及失去保持姿势 30 分钟的能力，这些症状大多数是非特异性的。正因如此，椎间盘造影和 MRI 对于椎间盘源性腰痛是非常有用的诊断。在椎间盘源性腰痛的情况下，椎间盘造影过程中会出现尖锐的刺痛感。MRI 表现如下：T1 和 T2 上的纤维环缺损，纤维环后部增厚，椎间盘被困在缺损内。HIZ 在 T2 MRI 中也是一个有帮助的标志（图 17.2）。

如果患者的临床特征和 MRI 结果与椎间盘源性腰痛一致，则进行侵入性激发性椎间盘造影。如果在后纤维环中存在缺损或撕

表 17.1　椎间盘源性腰痛的诊断标准

| 诊断工具 | 阳性结果 |
| --- | --- |
| 临床症状 | 久坐不耐 |
| | 难以举起重物 |
| | 牵引 |
| | 一天劳累后疼痛加剧 |
| | 不能保持姿势超过 30 分钟 |
| MRI | T1 和 T2 图像的纤维环缺损 |
| | T2 后纤维环 HIZ 增厚 |
| 腰椎间盘造影术 | 呈阳性，伴有尖锐的刺痛 |

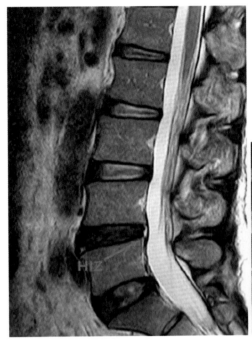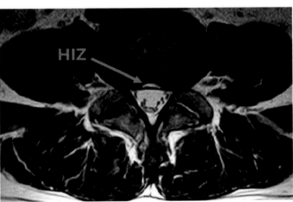

图 17.2　HIZ 显示在 L4~L5 水平。

裂,则可以在椎间盘造影期间清晰地看到对比剂泄漏。此外,当椎间盘内压力增加时,神经末梢受到刺激,会引起病理水平的疼痛。当然,如果激发试验呈阳性,则在相同位置的病变上进行 PELA。

## 17.3　适应证

由于椎间盘源性腰痛的原因很多,对于哪种手术适合治疗椎间盘源性腰痛仍存在争议,但手术的一般相对适应证包括:

1.慢性下腰痛,且保守治疗 6 个月无改善。

2.MRI 上的高强度区。

3.椎间盘源性腰痛和纤维环撕裂经激发性椎间盘造影证实。

## 17.4　排除标准

椎间盘突出、碎片、节段不稳定、多节段椎间盘退行性变、肿瘤和感染性病变。

## 17.5　手术技术

### 17.5.1　器械

Ho:YAG 激光已广泛应用于微创外科手术,激光辅助脊柱内镜(Clarus Medical,LASE®)套件和工作套管(Elliquence,Disc-FX®系统)已用于椎间盘源性疼痛(图 17.3a~c)。Ho:YAG 激光由于其接近水的 2.0μm 强吸收带,在激光椎间盘切除术的临床试验中更加安全。作为脉冲激光器,与连续 λ 波、近红外激光器相比,它具有在邻近组织中产生最少热量的优点。柔性内镜 Ho:YAG 激光器的直径非常小,激光束的长度也可以主动调节(图 17.4)。即使在非常小的空间内也可以灵活调整,并且可以通过靶向所需位置进行治疗。

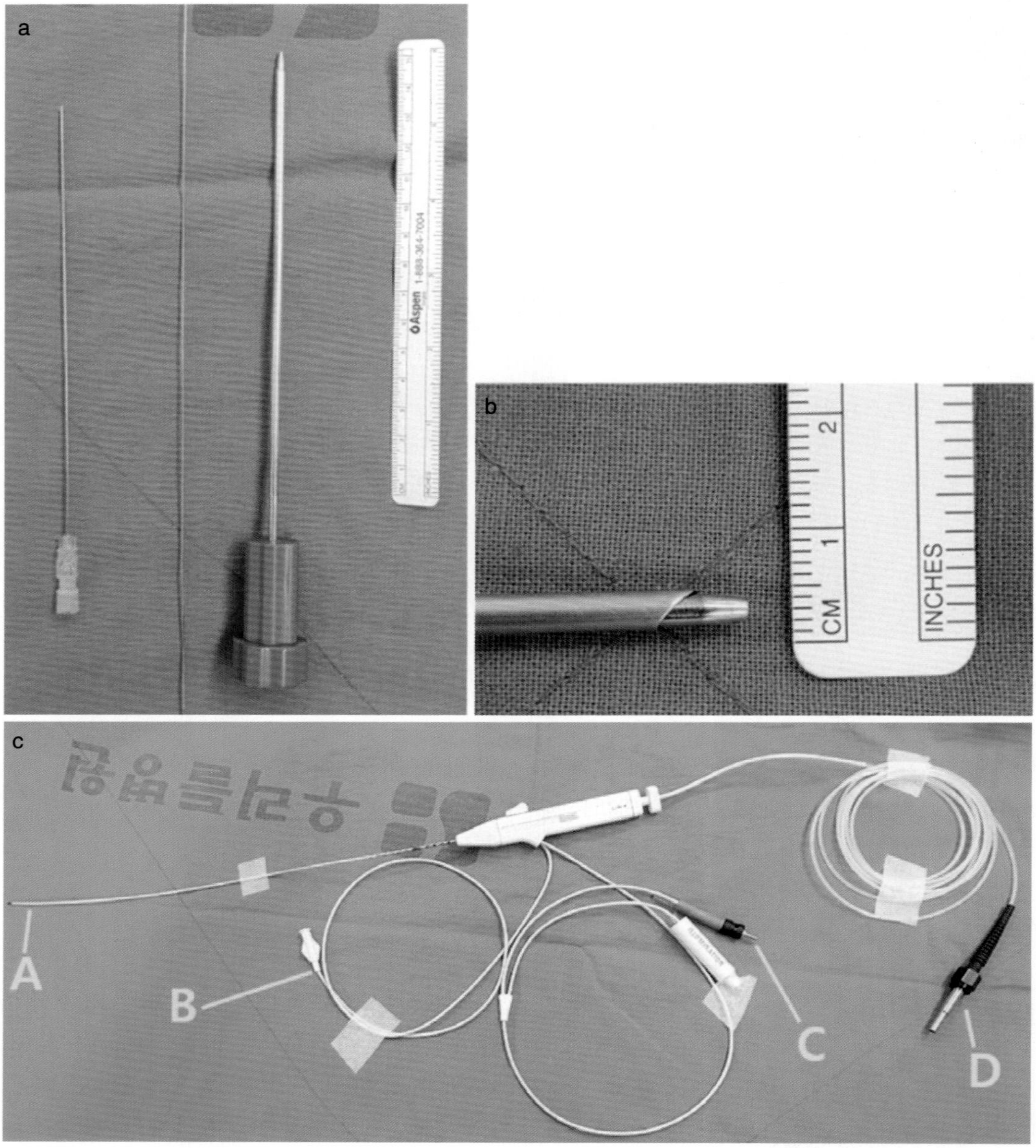

图 17.3 （a）工作套管。无须使用另一个扩张器，因为穿刺锥位于入口处。（b）激光辅助脊柱内镜套件（A，激光探头；B，灌注通道；C，内镜线路；D，激光线路）。（c）柔性 Ho∶YAG 激光镜的探头（A，图像纤维；B，照明纤维；C，灌注；D，激光纤维）。（待续）

## 17.5.2 步骤 1∶设置和麻醉

在 PELA 手术之前了解我们如何接近及如何准备手术室是很重要的。首先，入路方向是患者从俯卧位向后外侧进入。手术医生应始终站在有症状的一侧，术中影像增强器应位于对侧。使用术中荧光透视（C 形臂）导向器和铺巾进行节段标记。确保患者舒适并准备麻醉（图 17.5）。我们建议使用苯二氮䓬类（咪达唑仑）进行唤醒镇静，并使用 2~3mL 1% 的利多卡因皮肤注射和 6~8mL 椎旁肌内注射进行局部麻醉；等待 1 分钟以发

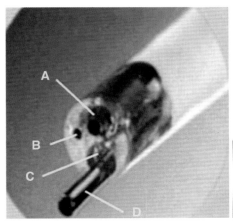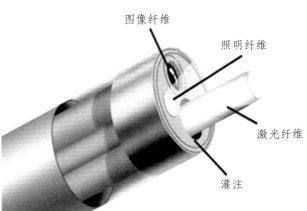

图 17.3(续)

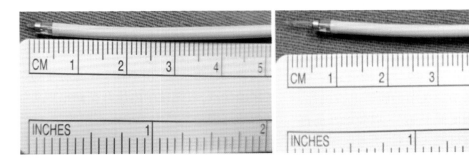

图 17.4　激光束可加长和缩短 1~5mm。

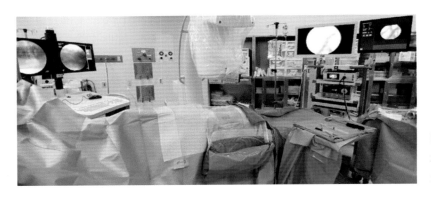

图 17.5　C 形臂位于手术医生的对面,手术助手站在右侧。

挥完全效果。手术中最痛的点是皮肤刺入和纤维环穿透;因此,我们还建议在穿透纤维环之前再注射 2~3mL 1% 的利多卡因,这足以将疼痛减到最轻。较高的浓度(如 2% 的利多卡因)可麻痹运动功能;如果出现这种情况,可能会引起混淆,无法确定这是利多卡因的副作用还是直接由针造成的损伤。

### 17.5.3　步骤 2:椎间盘造影和插管

患者在术前或手术刚刚开始时接受

了诱发性椎间盘造影。诱发性椎间盘造影是以 2 : 1 : 2 的比例手动注射靛蓝胭脂红、对比剂和生理盐水溶液进行的。可通过纤维环状撕裂和阳性诱发试验检查对比剂是否泄漏。如果荧光透视显示无一致性疼痛或纤维环状撕裂，则取消手术。

穿刺针插入被认为是建立工作通道和最佳可视化的重要步骤。我们的建议是根据病变部位在透视引导下使用 18G 脊柱穿刺针。计算术前轴位 MRI 和 CT 的进入点。在术中荧光透视下，在穿过关节突关节（侧位视图）和水平于椎间隙（正位视图）的两条线的交会点处进行测量。

由于目标不是髓核，而是向内生长的纤维环，因此入路路径应更浅，并且建议比传统的 PELD 手术更多地从外侧开始。因此，通常的皮肤进入点为中线外侧 12~15cm。手术医生在接近关节突关节的轨迹上推进针，通常针的轴位角度低于 22°，以免触及前核和中央髓核。在针插入期间，手术医生可以和神志清醒的患者交流，通过患者的真实反应了解其神经是否受损。椎间盘造影是在针插入后进行的，然后通过针头插入导丝。在放入工作套管之前需要做皮肤切口。在术中图像的引导下，插入工作套管建立内镜。在套管通过内侧椎弓根边缘后，轻轻锤击可以到达刚好经过中线的点。在插入插管的过程中，确保其朝向背侧（图 17.6a~f）。

### 17.5.4 步骤 3:纤维环成形术

在建立适当的工作通道后，已经到达纤维环的后缘。内镜和斜面套管使后环内部的可视化成为可能。可定位纤维环状缺损，并可在缺损内观察到靛蓝胭脂染色的被困髓核。在这一点上，因为椎间盘源性腰痛是炎症和肉芽组织向内生长的结果，可以看到椎间盘内出血。该体征确认诊断，并表明手术结果将有利于患者。在确定纤维环缺损和被

困的椎间盘物质后，使用内镜钳取出椎间盘（图 17.6g）。如果被捕获的椎间盘太大，则可以使用 Ho:YAG 激光器加宽缺损的开口以适应移除。椎间盘摘除后，使用侧面发射 Ho:YAG 激光进行纤维环成形术。使用侧面发射的 Ho:YAG 激光治疗发炎组织和出血。最后，如果有需要的话，可以通过逐渐撤回闭孔器和内镜来可视化横穿的根部和硬膜外腔。

## 17.6 避免并发症

在手术过程中，由于患者保持清醒，手术医生可以连续评估患者的神经功能并避免并发症。并发症很少见，但它们是可能发生的，应该加以预防。不小心插入针头造成的神经损伤很少发生，因为患者本身就是最好的神经监测系统。由于在手术过程中持续使用灌注液，可能使颅内压升高而出现头痛和颈痛。但与其他内镜手术不同的是，插管的直径很小，流速也很低，因此很少有由压力引起的并发症。硬膜撕裂是可能出现的，但在这个过程中很少看到，因为套管的尖端锚定在环内，且硬膜外内容物不需要可视化。由于在手术过程中使用了抗生素灌注生理盐水进行持续术中灌注，因此迄今为止没有发生手术感染。

通过严格选择椎间盘源性腰痛的患者，避免了术后持续性症状。我们强烈建议使用诱发性椎间盘造影术来诊断椎间盘源性腰痛。如果术中观察到炎症和椎间盘内出血，我们可以确认患者在手术后会有所改善。

## 17.7 病例说明

一例 30 岁的韩国女性患者，是一名职业高尔夫球运动员（女子职业高尔夫球协会，LPGA），由于长时间坐着时腰部疼痛，无法驾驶超过 30 分钟。她一年有 2~3 次严重

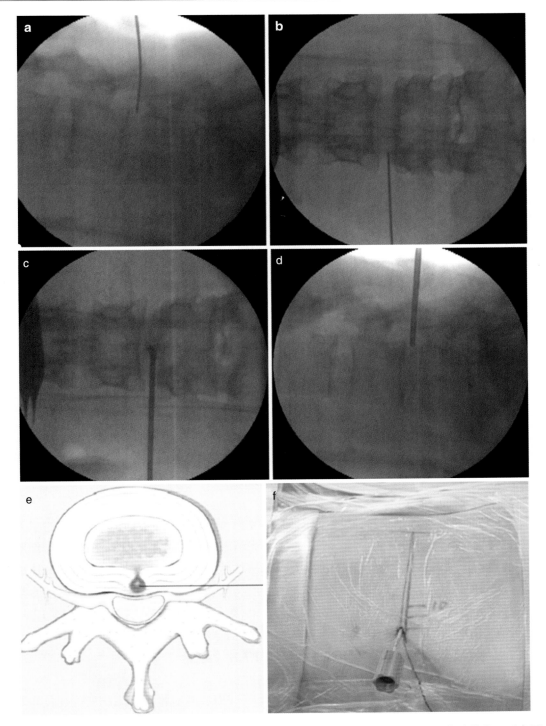

图 17.6　侧位片(a)为关节突关节透视图,正位片(b)为椎间隙透视图。(c~d)纤维内工作套管位置示意图。(e)将针置入后环。(f)插管建立完成。(g)使用内镜钳取出椎间盘。(f~i)内镜下见炎性核物质被靛蓝胭脂红染成蓝色。(j)术中发现高压环。(待续)

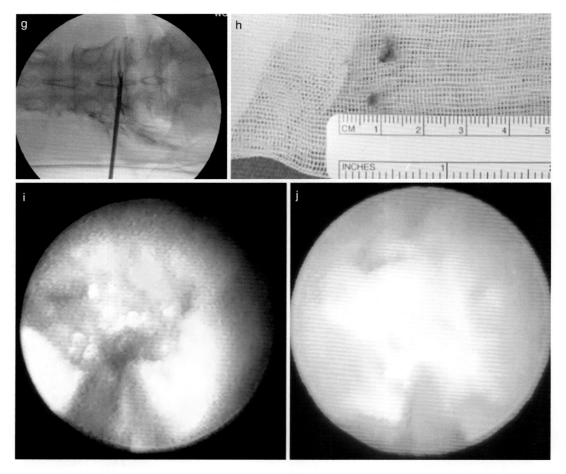

图 17.6（续）

的腰痛。特别是在比赛结束后,腰痛发作,使她很难挥杆。

她辗转于美国多家医院,尝试过疼痛注射治疗等,但效果只维持了一段时间。大学医院建议进行椎间盘切除术。患者到我院就诊,并在 MRI 上确认了 L4~L5 高强度区(图 17.7)。在唤醒麻醉下进行 PELA,用 1% 的利多卡因浸润假定的皮肤入口和针道,在上级关节柱(SAP)的正外侧向目标节段插入一根 15 号脊椎穿刺针。插入导丝,并在覆盖的皮肤上做一个小切口(0.3cm)。然后在荧光镜的监测下,沿导丝将套管和软组织扩张器推进腹侧硬膜外腔。置入插管后,引入内镜,通过侧位 C 形臂透视检查确认置入纤维环后缘。通过环状穿刺(Ho:YAG 激光,侧面发射

光纤侧,设置为 2.5~10W),取出钳子并激光消融插入的肉芽和髓核(图 17.8)。细胞核从环状撕裂处流出,持续时间长,形成瘢痕,像老茧一样变形。患者的治疗安全结束,康复后她成功地返回 LPGA(图 17.9)。

## 17.8 结论

PELA 具有椎间盘内病变可视化和取出截留碎片的益处,截留碎片是导致椎间盘源性腰痛慢性炎症的主要原因。清晰的可视化和使用 Ho:YAG 激光器及侧面发射探头允许手术医生在同一手术中完成纤维环成形术和髓核成形术。

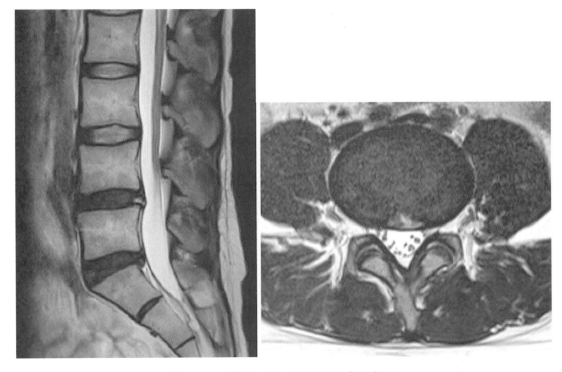

图 17.7　术前 T2 MRI 上的 L4~L5 高强度区。

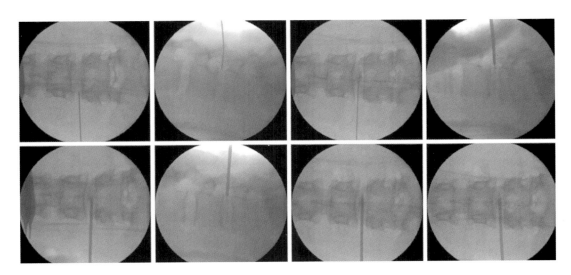

图 17.8　PELA 过程示意图。

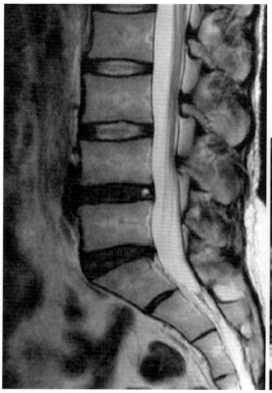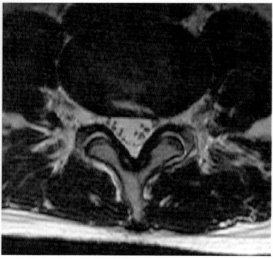

图 17.9 术后 MRI 显示高强度区和椎间盘突出被清除。

（李星萱 傅光涛 译）

# 参考文献

1. Bogduk N, Windsor M, Inglis A. The innervation of the cervical intervertebral discs. Spine (Phila Pa 1976). 1988;13:2–8.

2. Bogduk N, Tynan W, Wilson AS. The nerve supply to the human lumbar intervertebral discs. J Anat. 1981;132:39–56.

3. Malinsky J. The ontogenetic development of nerve terminations in the intervertebral discs of man. (Histology of intervertebral discs, 11th communication). Acta Anat (Basel). 1959;38:96–113.

4. Groen GJ, Baljet B, Drukker J. Nerves and nerve plexuses of the human vertebral column. Am J Anat. 1990;188:282–96.

5. Yoshizawa H, O'Brien JP, Smith WT, Trumper M. The neuropathology of intervertebral discs removed for low-back pain. J Pathol. 1980;132:95–104.

6. Schwarzer AC, Aprill CN, Derby R, et al. The prevalence and clinical features of internal disc disruption in patients with chronic low back pain. Spine. 1995;20(17):1878–83.

7. Saal JA, Saal JS. Intradiscal electrothermal treatment for chronic discogenic low back pain: prospective outcome study with a minimum 2-year follow-up. Spine. 2002;27(9):966–73.

8. Hermantin FU, Peters T, Quartararo L, Kambin P. A prospective, randomized study comparing the results of open discectomy with those of video-assisted arthroscopic microdiscectomy. J Bone Joint Surg Am. 1999 Jul;81(7):958–65.

9. Hijikata S, Yamagishi M. Percutaneous nucleotomy: a new treatment method for lumbar disc herniation. J Toden Hosp. 1975;5:5–13.

10. Kambin P, Gellman H. Percutaneous lateral discectomy of the lumbar spine: a preliminary report. Clin Orthop Relat Res. April 1983;174:127–32.

11. Onik G, Helms CA. Percutaneous lumbar diskectomy using a new aspiration probe: porcine and cadaver model. Radiology. 1985;155(1):251–2.

12. Hayashi K, Thabit G III, et al. The effect of nonablative laser energy on the ultrastructure of joint capsular collagen. Arthroscopy. 1996;12(4):474–81.

13. Hermantin FU, Kambin P. A prospective, randomized study comparing the results of open discectomy with those of video-assisted arthroscopic microdiscectomy. J Bone Joint Surg Am. 1999;81(7):958–65.

14. Kambin P. Arthroscopic microdiscectomy. In: Frymoyer JW, editor. The adult spine principle and practice. 2nd ed. Philadelphia: Lippincott-Raven Publishers; 1997. p. 2023–36.

15. Tsou PM, Yeung AT. Transforaminal endoscopic decompression for radiculopathy secondary to non-

contained intracanal lumbar disc herniation. Spine. 2002;2:41–8.

16. Yeung AT, Tsou PM. Posterolateral endoscopic excision for lumbar disc herniation: surgical technique, outcome, and complications in 307 consecutive cases. Spine. 2002;27(7):722–31.

17. Choi G, Lee SH. Percutaneous endoscopic interlaminar discectomy for intracanalicular disc herniations at L5-S1 using a rigid working channel endoscope. Neurosurgery. 2006;58

18. Lee SH, Kang HS. Percutaneous endoscopic laser annuloplasty for discogenic low back pain. World Neurosurg. 2010;73(3):198–206.

19. Lee SH, Kumar R, Bae JS. Intra-annular granulation tissue syndrome: clinico-histological study of high intensity zones and the role of percutaneous endoscopic lumbar annuloplasty as therapy with two years follow-up. Med Lasers. 2014;3(2):75–83.

20. Park CH, Lee KK, Lee SH. Efficacy of transforaminal laser annuloplasty versus intradiscal radiofrequency annuloplasty for discogenic low back pain. Korean J Pain. 2019 April;32(2):113–9.

21. Bae JS, Lee SM. The likelihood of reaching substantial clinical benefit after an interlaminar dynamic spacer for chronic low back pain: a clinical and radiologic analysis of a prospective cohort. World Neurosurg. May 2017;101:589–98.

# 第 18 章

# Ho:YAG 激光经骶管裂孔硬膜外镜下粘连松解术

Dongho Seo，Ki-Hyoung Moon，Oon-ki Baek

**摘要**

腰椎间盘突出症(LDH)是由椎间盘突出物压迫脊神经根引起的有临床症状的疾病。LDH 可以通过各种内镜手术进行治疗。最近，使用硬膜外镜和激光的经骶管裂孔激光减压术(SELD)是腰椎间盘疾病微创治疗的首选方案之一。与经椎间孔镜腰椎间盘切除术相比，选用硬膜外镜是因为它的入路直径较小，而且操作更灵活。它能够治疗对保守治疗无效的有症状性椎间盘突出症。经过 SELD 治疗后，可显示腰痛和神经根病变的快速改善，在本研究中，术前和术后数据的 VAS 和 ODI 评分有显著差异。SELD 的优点是通过激光直接减压，并通过直视进行精确的机械粘连松解，并发症发生率非常低。SELD 是治疗由腰椎间盘突出引起的腰痛和下肢疼痛安全有效的方法。

**关键词**

经骶管裂孔硬膜外镜下激光减压术;腰椎间盘突出;纤维环撕裂综合征

## 18.1 概述

腰椎间盘突出症是一种非常常见的疾病，会引起坐骨神经痛或腰痛。随着内镜和激光系统的发展，通过椎间孔或椎管间入路的 PELD 已成为治疗腰椎间盘突出症的重要替代微创脊柱手术。然而，由于 PELD 采用直径较大的(6.5~8.0mm)的刚性内镜，可能会妨碍在硬膜外腔工作。最近，由于与 PELD 相比接入口的直径较小，而且操作更灵活，所以采用了硬膜外镜。这种新技术也被称为硬膜外脊柱内镜，需要通过骶管裂孔将纤维内镜插入硬膜外腔。它能够治疗对保守治疗无效的症状性椎间盘突出症[1]。1931 年，Burmann[2]提出了硬膜外镜的概念，1993 年，Leu 报道了经骶骨入路技术进行硬膜外镜检查[3]。1996 年，FDA 批准使用 Myelotec 纤维内镜(Myelotec，Inc.，Roswell，GA)来观察硬膜外腔[1]。Ruetten 在 2002 年报道了硬膜外镜下激光治疗核切除术后综合征的临床应用[4]。1 年后，Ruetten 用硬膜外镜引导

**电子补充资料** 本章的在线版本(https://doi.org/10.1007/978-981-16-2206-9_18)包含补充资料和视频，可供授权用户使用。

93 例慢性腰腿痛综合征患者的干预治疗[5]，2007 年，Graziotti 报道了 300 例硬膜外镜干预治疗[6]。Lee 等报道了 SELD 对于 250 例与腰椎间盘突出症有关的腰痛的治疗效果[1]。Kim 等报道了 SELD 后的腰椎间盘突出症并发症[7]，并比较了显微镜下开放式椎间孔入路和 SELD 的临床效果[8]。作为这些研究的结果，SELD 开始被认为是治疗腰椎间盘突出症的另一种微创脊柱手术。特别是通过硬膜外镜接近硬膜囊的腹侧，可以方便地进入硬膜囊，有助于硬膜囊前的纤维环病变的诊断和治疗。本章重点介绍通过骶管裂孔使用激光硬膜外镜对腰椎间盘突出症进行神经减压。

SELD 的优势在于：

• 通过激光直接减压，而不是通过硬膜外神经成形术进行化学粘连松解。

• 通过操纵导管和激光进行精确的机械粘连松解。

• 通过硬膜外镜直接观察腰部硬膜外病变。

## 18.2　适应证

通过这种方法，可以治疗各种类型的椎间盘疾病[1,5,9–18]：

• 小的腰椎间盘突出症，特别是那些被称为"冰山病变"的小的突出或挤压，越小越好。

• 移位的腰椎间盘突出症；可以切除向上或向下移位的腰椎间盘突出症，切除向下移位突出的腰椎间盘比向上移位的更加容易，因为 SELD 可以沿着下移的碎片方向从远端到近端进入椎管。

• 纤维环撕裂综合征。

• 复发性椎间盘突出症。

• 开放式手术或内镜手术后残留的椎间盘突出症。

• 椎间盘囊肿。

• 手术失败后的腰痛综合征。

## 18.3　手术技术

硬膜外镜设备包括硬膜外镜、视频摄像系统和视频监视器（图 18.1 至图 18.5）。

手术在局部麻醉下进行，在骶管裂孔处注射利多卡因和肾上腺素，患者由麻醉师监控。所有患者都是清醒的，允许他们在整个手术过程中自由交谈。每位患者都从俯卧位被放置在带有威尔逊架的放射透视手术台上，以减少腰骶前凸。用 11 号刀片在骶管裂孔处做一个 5mm 的皮肤切口。在荧光镜的引导下，用 Tuohy 针穿刺骶尾韧带，然后用导丝和扩张器，将视频引导下的导管（VGC）插入骶尾腹侧硬膜外腔。随后，引入一个 3mm 的可转向 VGC。使用带有图像增强功

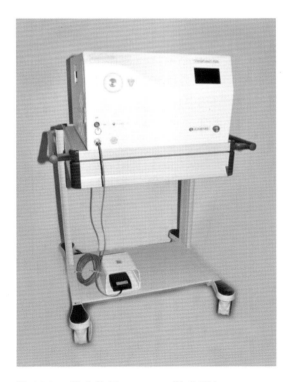

图 18.1　手术使用 Ho:YAG 激光器（Versa-Pulse P20；Lumenis，Yokneam，Israel）进行。

能的 C 形臂荧光镜来提供正位视图和侧位视图,以验证导管在腹侧硬膜外腔的位置(图 18.6)。通过 VGC,将硬膜外镜和 Ho:YAG 激光器推进到导管的末端,以观察硬膜外腔并进行突出髓核突出(HNP)消融(图 18.7)。使用 Ho:YAG 激光,因为它对椎间盘的消融质量高:它不会对神经结构造成明显的热损伤,HNP 消融仅限于后纵韧带和后环之间。在硬膜外镜下,视图的上半部分必须是腹侧硬膜,下半部分是纤维环,如图 18.7 所示。如果腹侧硬膜和纤维环之间的纤维性粘连很严重(图 18.8),可以通过引导导管或

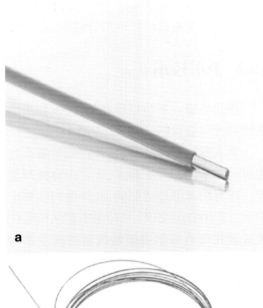

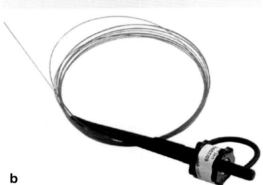

图 18.2　(a)Ho:YAG 激光器有一个端面纤维,其中包含一个 2.3F 外径的光学纤维。(b)Ho:YAG 激光器的纤维和连接件。

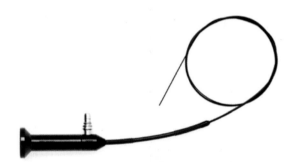

图 18.4　硬膜外镜是一种直径为 1.2mm 的 15 千倍像素柔性纤维内镜。

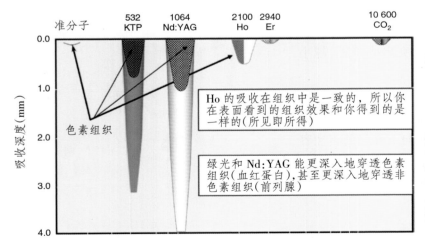

图 18.3　激光吸收深度。Ho:YAG 激光器(黑色椭圆形)的波长为 2100nm,吸收深度为 0.4mm(with permission from VersaPulse P20; Lumenis Korea)。

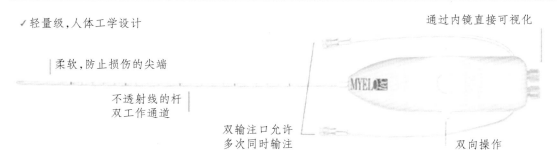

✓ 轻量级,人体工学设计

通过内镜直接可视化

柔软,防止损伤的尖端

不透射线的杆
双工作通道

双输注口允许
多次同时输注

双向操作

图 18.5 3mm 视频引导导管(VGC),外径为 3.0mm,用于 SELD(with permission from Myelotec Inc.,Roswell,GA)。VGC 有一个不透光的轴,有 1.3mm 的双工作通道。它还具有双输液口,用于注入生理盐水进行灌注。

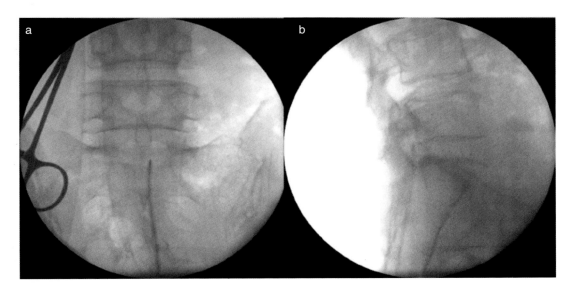

图 18.6 C 形臂赋形镜图像增强显示(a)正位图和(b)侧位图中视频引导的导管进入腹腔硬膜外腔的情况。

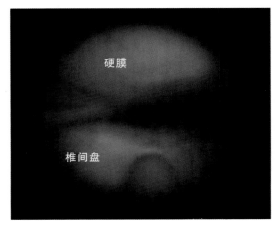

图 18.7 上半部分是囊膜的腹侧硬膜,下半部分是突出的后纵韧带,其下是腰椎间盘突出。

激光发射进行机械粘连松解。引入 VGC 后,用荧光镜和硬膜外腔镜确认导管的尖端位于目标椎间盘的最下端,覆盖 PLL。然后注入不透明的放射性染料进行硬膜外造影,显示突出的轮廓和由 HNP 和粘连在病理水平引起的流动阻塞。在识别出椎间盘突出后,使用 Ho：YAG 激光进行烧灼和减压(图 18.9)。首先针对突出的椎间盘的周边部分,因为在突出的椎间盘周围收缩后,突出的椎间盘和附着的硬膜之间的机械性粘连容易松解。然后用激光进行中央减压,能量从 2.5W(0.5J,5Hz)到 8W(0.8J,10Hz)。

如果压迫的根部被减压,导管可以较轻地在压迫的根部和纤维环之间推进。在 SELD 之前,根部和纤维环之间有一狭窄的硬膜外腔,位于硬膜与突出的 PLL 之间,下面是 HNP(图 18.10a)。SELD 后的硬膜外造影显示突出的轮廓变平,以及之前病理水平硬膜外腔变宽(图 18.10b)。

在手术过程中,注射生理盐水的总量一般不应超过 200mL,以避免增加颅内压。手术在麻醉师的监控下进行局部麻醉。

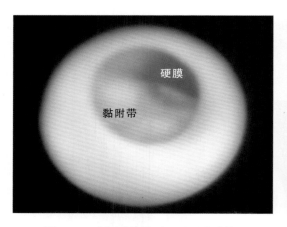

图 18.8  在硬膜外镜下显示了黏附带。

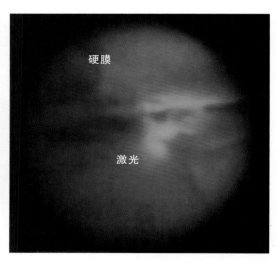

图 18.9  用 Ho:YAG 激光对疝气的髓核进行减压。

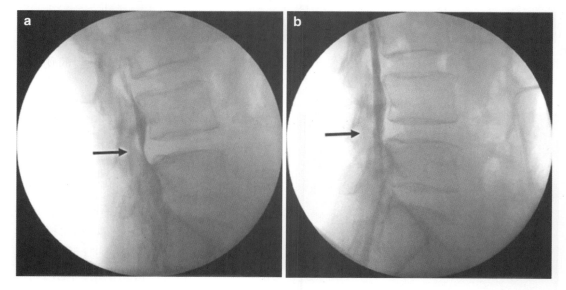

图 18.10  (a)SELD 前,硬膜和隆起的后纵韧带之间有一个狭窄的硬膜外腔,下面有一个突出的髓核。(b)SELD 后的硬膜外造影显示突出的轮廓变平,在以前的病理水平有一个宽的硬膜外腔。

## 18.4　病例说明

一例 35 岁的男性患者因主诉左臀部和下肢疼痛而就诊。他的左大腿和小腿后部也有麻木感。症状是在 2 周前出现的。影像学检查显示 L5~S1 左侧椎间盘断裂。我们进行了 L5~S1 SELD 手术。术后,他的症状有所改善,没有任何并发症。术前和术后图像如图 18.11 所示。

## 18.5　术后注意事项

### 18.5.1　并发症

在 SELD 过程中有一些但罕见的并发症。在手术过程中,由于向椎管内注射生理盐水以改善可视化,可能会导致颅内压升高,患者可能因此而出现头痛、颈部僵硬、癫痫发作和视网膜出血。

其他并发症包括硬膜穿孔,当之前的手术造成腹侧硬膜过度粘连、环形撕裂或受压的椎间盘突出时,就会出现这种情况[19]。一般来说,卧床休息就足够了,不需要额外治疗。在大多数情况下,大量的脑脊液漏出并不常见,因为漏出的脑脊液通常是很少的。由于椎管内的小孔很快就会被填满,所以漏液量很少。由此产生的静水压力的集中增加也可能使进一步的渗漏降到最低。有报道称,硬膜穿孔后 CSF 压力降低,出现慢性硬膜下血肿。

已经报道过短暂的神经功能障碍。通常这些障碍会自行解决(运动虚弱或会阴麻木)[19,21,22]。SELD 后的永久性神经功能障碍极为罕见。已经报道过使用 Nd:YAG 激光后出现了骶神经根损伤的病例[23]。

感染或硬膜外血肿非常罕见。Jung 等报告了一例罕见的细菌性脑膜炎伴马尾综合征[24]。另外,Yeonkyu 等报告了一例硬膜外血肿[25]。

术后复发是由多种因素引起的。已知 LDH 复发的危险因素包括性别、吸烟、体重指数和糖尿病[26]。复发性 LDH 的主要原因是经过手术治疗的椎间盘继续退变。Kim 等提出,多个汽化孔和外源性作用可能是复发性 LDH 的诱因[7]。很可能是由于多个汽化孔加剧了纤维环撕裂,这可能导致耐药性腰椎间盘突出(RLDH)。

## 18.6　结论

SELD 因其无创性、术后住院时间短、使用局部麻醉和高度有效等优点,在治疗 LDH 方面越来越受脊柱外科医生和患者的欢迎[8]。此外,SELD 还能同时治疗多层次的纤维环撕裂。

SELD 可以使椎间盘突出的部分汽化,烧灼窦脊神经,松解神经根附近的粘连,并灌注炎症区域[1]。SELD 后腰痛和神经根症状的初步改善被认为是由于手术部位的生理盐水灌注导致炎症介质(如 TNF-$\alpha$、PLA$_2$)的减少。此外,对硬膜外粘连的机械松解可在症状缓解中发挥作用,因为减少的硬膜外纤维化可能会干扰硬膜和脊神经根的运动,导致神经根痛。激光消融还可以使包含的突出椎间盘在物理上转变为不包含的突出椎间盘。这使得沿椎间盘边缘进入的单核细胞表达炎症介质并诱导血管生成,导致持续的炎症[27]。由于椎间盘的水含量较高,因脱水和炎症介导的吸收效应可能导致椎间盘突出的吸收[28]。

在使用硬膜外镜和激光设备进行 SELD 时,要对破裂的腰椎间盘进行减压,并对硬膜外腔进行粘连松解[1]。

以前的一些报告指出,与开放式椎间盘切除术相比,SELD 的临床效果也很好,

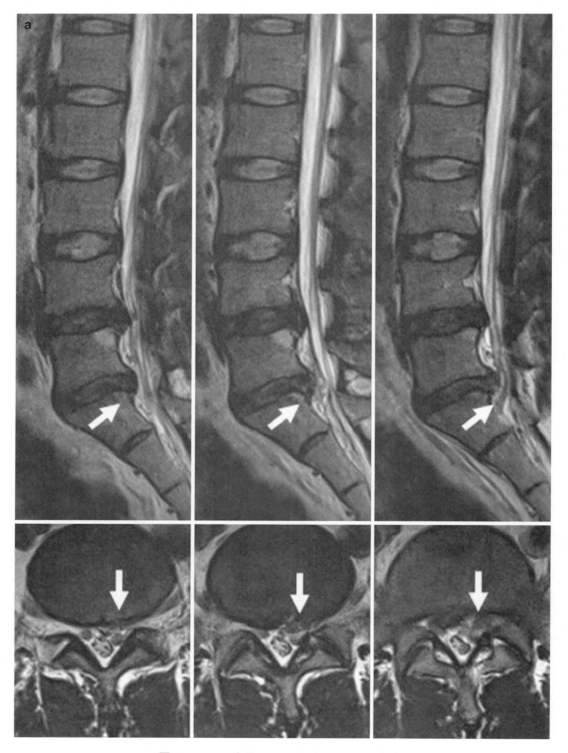

图 18.11    (a)术前 MRI。(b)术后 MRI。(待续)

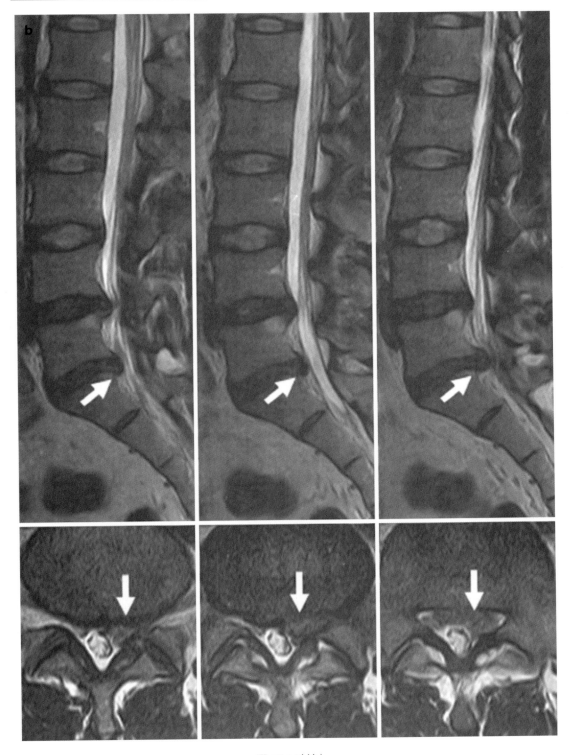

图 18.11( 续 )

因为腰痛或下肢放射痛显著减少,患者满意度高于 70%,未完全减压的概率低,复发率低[1,7,8,29-31]。但 Son 等报道,患者的临床结果并不都是有利的。尽管平均 VAS 的腰痛和下肢痛显著降低,但满意度和手术失败率并不都是有利的[32]。

低激光能量吸收会导致软组织汽化不足,但高能量可能会增加组织烧伤的风险[33]。由于 Ho:YAG 激光的最佳波长接近水的吸收(2000nm),它有 350μs 的脉冲持续时间,吸收<0.4mm 的液体,几乎没有损伤正常解剖结构的危险[33]。

受水吸收能量的影响,Ho:YAG 激光基于汽化效应来破坏椎间盘。由于激光是通过柔性纤维传输的,这种技术特别适合于微创内镜手术。此外,由于吸收波长较快,不会超过 0.4mm[34]的深度,可以实现精确的止血切割和组织消融,热损伤最小[35]。因此,可有效和安全地切除突出的椎间盘。

然而,SELD 难以去除大型 LDH、椎间孔 LDH 和冰山病变。由于 Ho:YAG 激光不会延伸到 0.4mm 以上,所以治疗大型 LDH 非常困难。因为导管不能通过椎间孔,所以椎间孔 LDH 很难治疗。而冰山病变也很难治疗,因为它需要在硬膜外腔进行操作。当使用 SELD 治疗纤维环撕裂时,必须小心,因为应用 Ho:YAG 激光可能会通过扩大纤维环撕裂导致 LDH 复发。

不完全减压总是导致术后持续的放射性疼痛,术后没有无痛间隔[36,37]。Zhao 等[38]认为,伴有狭窄(退行性)和高级别髓核移位的突出与最高的不完全减压率相关。椎间盘的高级别移位,尤其是向上移位,会显著降低硬膜外镜的活动性,增加减压的难度。因此,术前应考虑到退行性变和移位的识别,以实现充分的减压。

通过解除 HNP 的束缚来对根部进行减压是该过程中最重要的目的,也是 SELD 的

一些局限性。该技术的两个主要缺点是狭窄的硬膜外视野和狭窄的硬膜外腔不清晰的图像质量,这有时会影响视野,并限制末端环状激光消融软组织的效果。为了在未来解决这个问题,硬膜外镜需要开发具有更宽视角的高清晰度光学镜片。此外,端环激光的烧灼程度也有限制,因为椎间盘突出不能被完全烧灼。相比之下,侧环形激光可以更有效地向椎间盘输送能量。

（申楠 杨鹏飞 译）

## 参考文献

1. Lee SH, Lee SH, Lim KT. Trans-sacral epiduroscopic laser decompression for symptomatic lumbar disc herniation: a preliminary case series. Photomed Laser Surg. 2016;34(3):121–9.
2. Burman MS. Myeloscopy or the direct visualization of the spinal canal and its contents. J Bone Joint Surg. 1931;13:695–6.
3. Leu H. Percutaneous techniques: decompression and intradiscal laser in discoscopy, external pedicular fixation, percutaneous interbody fusion, peridural endoscopy with discoscopy. 12th Course for Percutaneous Endoscopic Spinal Surgery. Balgrist, 1993.
4. Ruetten S, Meyer O, Godolias G. Application of holmium:YAG laser in epiduroscopy: extended practicabilities in the treatment of chronic back pain syndrome. J Clin Laser Med Surg. 2002;20:203–6.
5. Ruetten S, Meyer O, Godolias G. Endoscopic surgery of the lumbar epidural space (epiduroscopy): results of therapeutic intervention in 93 patients. Minim Invasive Neurosurg. 2003;46(1):1–4.
6. Schutze G. Epiduroscopy: spinal endoscopy. Berlin: Springer; 2009.
7. Kim SK, et al. Complications of lumbar disc herniations following trans-sacral epiduroscopic lumbar decompression: a single-center, retrospective study. J Orthop Surg Res. 2017;12:187.
8. Kim SK, Lee SC, Park SW. Trans-sacral epiduroscopic laser decompression versus the microscopic open interlaminar approach for L5-S1 disc herniation. J Spinal Cord Med. 2018;43(1):46–52.
9. Igarashi T, Hirabayashi Y, Seo N, Saitoh K, Fukuda H, Suzuki H. Lysis of adhesions and epidural injection of steroid/local anaesthetic during epiduroscopy potentially alleviate low back and leg pain in elderly patients with lumbar spinal stenosis. Br J Anaesth. 2004;93(2):181–7.
10. Dashfield AK, Taylor MB, Cleaver JS, Farrow D. Comparison of caudal steroid epidural with targeted steroid placement during spinal endoscopy for chronic sciatica: a prospective, randomized, double-blind trial. Br J Anaesth. 2005;94(4):514–9.

11. Donato AD, Fontana C, Pinto R, Beltrutti D, Pinto G. The effectiveness of endoscopic epidurolysis in treatment of degenerative chronic low back pain: a prospective analysis and follow-up at 48 months. Acta Neurochir Suppl. 2011;108:67–73.

12. Jo DH, Yang HJ. The survey of the patient received the epiduroscopic laser neural decompression. Korean J Pain. 2013;26(1):27–31.

13. Jo DH, Yang HJ, Kim JJ. Approach for epiduroscopic laser neural decompression in case of the sacral canal stenosis. Korean J Pain. 2013;26(4):392–5.

14. Jo DH, Kim ED, Oh HJ. The comparison of the result of epiduroscopic laser neural decompression between FBSS or not. Korean J Pain. 2014;27(1):63–7.

15. Lee GW, Jang SJ, Kim JD. The efficacy of epiduroscopic neural decompression with Ho:YAG laser ablation in lumbar spinal stenosis. Eur J Orthop Surg Traumatol. 2014;24(1):231–7.

16. Jeon S, Lee GW, Jeon YD, Park I-H, Hong J, Kim J-D. A preliminary study on surgical navigation for epiduroscopic laser neural decompression. Proc Inst Mech Eng H J Eng Med. 2015;229(10):693–702.

17. Kim SK, Lee BH, Song MB, Lee SC. A novel technique for managing symptomatic spinal cysts using epiduroscopic neural laser decompression: technical note and preliminary results. J Orthop Surg Res. 2018;13(1):136.

18. Ceylan A, Aşık İ, Özgencil GE, Erken B. Evaluation of the efficacy of epiduroscopic adhesiolysis in failed back surgery syndrome. Turk J Med Sci. 2019;49(49):249–57.

19. Veihelmann A, Devens C, Trouillier H, Birkenmaier C, Gerdesmeyer L, Refior HJ. Epidural neuroplasty versus physiotherapy to relieve pain in patients with sciatica: a prospective randomized blinded clinical trial. J Orthop Sci. 2006;11:365–9.

20. Kim SB, Kim MK, Kim KD, Lim YJ. Unintended complication of intracranial subdural hematoma after percutaneous epidural neuroplasty. J Korean Neurosurg Soc. 2014;55:170–2.

21. Ho KY, Manghnani P. Acute monoplegia after lysis of epidural adhesions: a case report. Pain Pract. 2008;8:404–7.

22. Lim YS, Jung KT, Park CH, Wee SW, Sin SS, Kim J. Acute motor weakness of opposite lower extremity after percutaneous epidural neuroplasty. Korean J Pain. 2015;28:144–7.

23. Chang MC. Sacral root injury during trans-sacral epiduroscopic laser decompression: A case report. Medicine. 2017;96:42.

24. Jung YJ, Chang MC. Bacterial meningitis and cauda equina syndrome after trans-sacral epiduroscopic laser decompression: a case report. Medicine. 2019;98:11.

25. Yeonkyu YU, et al. Epidural hematoma after trans-sacral epiduroscopic laser decompression: a case report. Photobiomodul Photomed Laser Surg. 2020 Feb;38(2):112–4. https://doi.org/10.1089/photob.2019.4664.

26. Huang W, Han Z, Liu J, Yu L, Yu X. Risk factors for recurrent lumbar disc herniation: a systematic review and meta-analysis. Medicine. 2016;95:e2378.

27. Doita M, Kanatani T, Harada T, Mizuno K. Immunohistologic study of the ruptured intervertebral disc of the lumbar spine. Spine. 1996;21(2):235–41.

28. Orief T, Orz Y, Attia W, Almusrea K. Spontaneous resorption of sequestrated intervertebral disc herniation. World Neurosurg. 2012;77(1):146–52.

29. Jo D, Lee DJ. The extent of tissue damage in the epidural space by Ho/YAG laser during epiduroscopic laser neural decompression. Pain Phys. 2016;19(1):E209–14.

30. Hazer DB, Acarbas A, Rosberg HE. The outcome of epiduroscopy treatment in patients with chronic low back pain and radicular pain, operated or non-operated for lumbar disc herniation: a retrospective study in 88 patients. Korean J Pain. 2018;31(2):109–15.

31. Oh J, Jo D. Epiduroscopic laser neural decompression as a treatment for migrated lumbar disc herniation: case series. Medicine. 2018;97(14):e0291.

32. Son S, et al. Clinical outcomes of trans-sacral epiduroscopic laser decompression (SELD) in patients with lumbar disc herniation. Pain Res Manag, Article ID. 2020:1537875, 8 pages.

33. Buchelt M, Schlangmann B, Schmolke S, Siebert W. High power Ho:YAG laser ablation of intervertebral discs: effects on ablation rates and temperature profile. Lasers Surg Med. 1995;16:179–83.

34. Casper GD, Hartman VL, Mullins LL. Results of a clinical trial of the holmium:YAG laser in disc decompression utilizing a side-firing fiber: a two-year follow-up. Lasers Surg Med. 1996;19:90–6.

35. Bader MJ, Tilki D, Gratzke C, Sroka R, Stief CG, Reich O. Ho:YAG-laser: treatment of vesicourethral strictures after radical prostatectomy. World J Urol. 2010;28:169–72.

36. Singh V, Manchikanti L, Benyamin RM, Helm S, Hirsch JA. Percutaneous lumbar laser disc decompression: a systematic review of current evidence. Pain Phys. 2009;12:573–88.

37. Ahn Y. Transforaminal percutaneous endoscopic lumbar discectomy: technical tips to prevent complications. Expert Rev Med Devices. 2012;9:361–6.

38. Zhao XL, Fu ZJ, Xu YG, Zhao XJ, Song WG, Zheng H. Treatment of lumbar intervertebral disc herniation using C-arm fluoroscopy guided target percutaneous laser disc decompression. Photomed Laser Surg. 2012;30:92–5.

# 第 19 章

# Nd:YAG 激光经椎间孔硬膜外镜下纤维环成形术治疗椎间盘源性腰痛

Chan Hong Park

**摘要**

Nd:YAG 激光经椎间孔硬膜外镜下纤维环成形术(TEA)对于精心挑选的椎间盘源性腰痛患者是一种合理的治疗选择[Schwarzer 等,《脊柱》(Phila Pa 1976)20(17):1878–1883,1995]。

**关键词**

椎间盘源性疼痛;激光;纤维环成形术;经椎间孔;硬膜外镜

## 19.1 概述

慢性腰痛(LBP)是患者中常见的临床问题。慢性 LBP 可由结构特定的病因引起,包括关节突关节异常、椎间盘病变和骶髂关节功能障碍,而椎间盘源性疼痛被认为是一个重要而常见的病因[1]。

据报道,神经生长异常和痛觉感受器的表达是椎间盘源性疼痛的主要病因[2,3]。因此,尽管存在治疗上的挑战,对于椎间盘源性腰痛患者,来自纤维外环的生长中的痛觉感受器的调节显示出了良好的效果。

许多研究已经调查了微创椎间盘内手术、椎间盘内电热疗法[4,5]、激光辅助纤维环成形术[6]和椎间盘内射频纤维环成形术(IDRA)的效果。IDRA 将经皮手动椎间盘切除术与使用射频设备的核消融和纤维环切除术相结合。作为近年来兴起并发展的术式,Nd:YAG 激光经椎间孔硬膜外镜纤维环成形术(TEA)是能够对椎间盘源性腰痛患者进行治疗的热纤维环成形术。Park 等[7]报道,在椎间盘源性腰痛患者中,TEA 优于 IDRA。

## 19.2 适应证

- 椎间盘源性腰痛。
- 椎间盘突出症。

## 19.3 手术技术

同样,TELA 也是在局部麻醉下,患者取俯卧位进行的。在手术前,通过 MRI 从中线测量确定进入点(通常在距离脊柱中线的 12~14cm)。在病变一侧采用传统的后外侧入路。用 1% 的利多卡因对预定的皮肤进入点和针道进行浸润麻醉,然后将 15G 脊柱针插入上关节突(SAP)的外侧,朝向目标水平(图 19.1 和图 19.2)。用针触及 SAP 后,针从 SAP 向腹侧硬膜外腔滑落。如正位和侧位放射线图像所示,确认针头放置在硬膜外前腔(图 19.3 和图 19.4),随后插入导丝并切开覆盖的皮肤(0.7cm)。然后在连续的透视监测下,将插管和软组织扩张器沿着导丝插

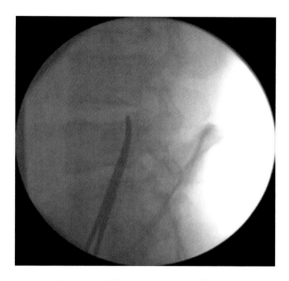

图 19.1　斜位图显示目标椎体水平。

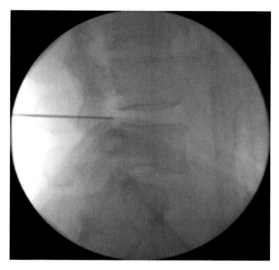

图 19.3　侧位 X 线视图中的放置针头的位置。

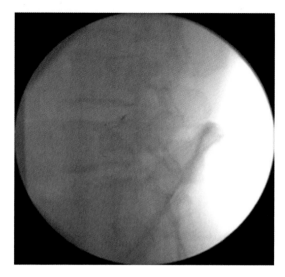

图 19.2　将针插入先前确定的进针点,并在上关节突的外侧指向目标病变。

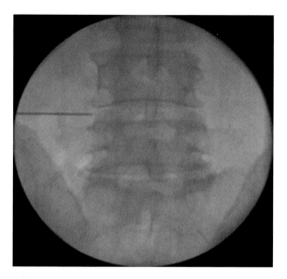

图 19.4　正位图显示针头插入椎间盘。

入腹侧硬膜外腔（正位视图）。一旦插管被置入，就引入硬膜外镜（Needle viewCH，外径 3.4mm），携带 Nd：YAG 激光与侧缘纤维。C 形臂透视产生侧位图的图像，验证硬膜外镜在腹侧硬膜外腔的位置，并确认目标椎间盘附近的适当位置（图 19.5 和图 19.6）。然后通过硬膜外镜视图检查任何神经损伤，如双侧穿刺或穿越或流出的神经损伤。首先去除硬膜外脂肪和椎间孔韧带（通过钳子）以确保解剖学可视化（图 19.7）。一旦激光束进入 PLL 下方，Nd：YAG 激光治疗纤维环，单位设置为 8W（0.5~0.8J，5~10Hz）（图 19.8）。

### 1.盘内手术

然后用削尖的金属丝在环形孔区穿刺。通过环形穿刺，用内镜钳取出和激光消融夹杂的肉芽或髓核[Nd：YAG 激光，侧边纤维侧，设置为 2.5~10W（0.5J，5~20Hz）]。

### 2.椎间盘外手术

弯曲硬膜外镜，将硬膜外腔解剖到中线以外的对侧椎间盘环，然后进行椎间盘外激光纤维环成形术[Nd：YAG 激光，纤维侧面发射，设置为 2.5~10W（0.5J，5~20Hz）]。

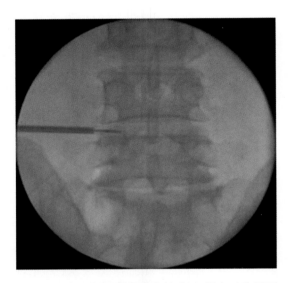

图 19.5　在腹侧硬膜外腔进行验证，并在正位视图中确认目标椎间盘附近的适当位置。

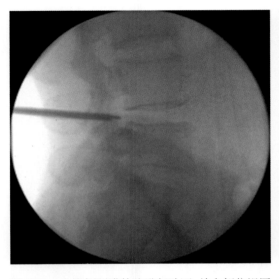

图 19.6　在腹侧硬膜外腔进行验证，并在侧位视图中确定目标椎间盘附近的适当位置。

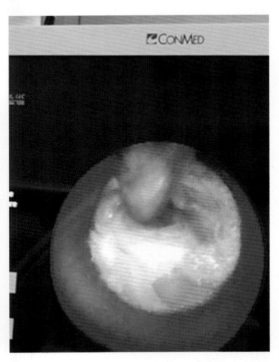

图 19.7　首先用钳子去除硬膜外脂肪和椎间孔韧带以确保解剖学可视化。

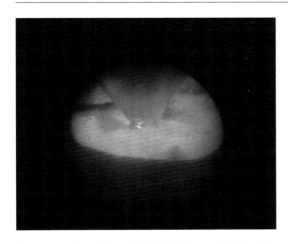

图 19.8　激光束进入后纵韧带下方，并烧灼至纤维环。

## 19.4 结论

我们的结论是，TEA 与 Nd：YAG 激光的应用对于治疗椎间盘源性腰痛是有效的。

（刘畅 韩桩汛 钟华 译）

## 参考文献

1. Schwarzer AC, Aprill CN, Derby R, Fortin J, Kine G, Bogduk N. The prevalence and clinical features of internal disc disruption in patients with chronic low back pain. Spine (Phila Pa 1976). 1995;20(17):1878–83.
2. Freemont AJ, Peacock TE, Goupille P, Hoyland JA, O'Brien J, Jayson MI. Nerve ingrowth into diseased intervertebral disc in chronic back pain. Lancet. 1997;350(9072):178–81.
3. Freeman BJ, Fraser RD, Cain CM, Hall DJ, Chapple DC. A randomized, double-blind, controlled trial: intradiscal electrothermal therapy versus placebo for the treatment of chronic discogenic low back pain. Spine (Phila Pa 1976). 2005;30(21):2369–77. discussion 78
4. Assietti R, Morosi M, Migliaccio G, Meani L, Block JE. Treatment of discogenic low back pain with Intradiscal Electrothermal Therapy (IDET): 24 months follow-up in 50 consecutive patients. Acta Neurochir Suppl. 2011;108:103–5.
5. Kloth DS, Fenton DS, Andersson GB, Block JE. Intradiscal electrothermal therapy (IDET) for the treatment of discogenic low back pain: patient selection and indications for use. Pain Phys. 2008;11(5):659–68.
6. Lee SH, Kang HS. Percutaneous endoscopic laser annuloplasty for discogenic low back pain. World Neurosurg. 2010;73(3):198–206.
7. Park CH, Lee KK, Lee SH. Efficacy of transforaminal laser annuloplasty versus intradiscal radiofrequency annuloplasty for discogenic low back pain. Korean J Pain. 2019;32(2):113–9.

第 **20** 章

# Ho:YAG 激光内镜下颈椎纤维环成形术治疗椎间盘源性颈痛

Junseok Bae

**摘要**

前路内镜颈椎纤维环成形术是治疗由纤维环退行性变和椎间盘突出引起的颈椎间盘源性头痛或颈痛的有效方法。值得注意的是,Ho:YAG 激光是在内镜可视化下进行高效、准确手术的最重要的手术工具。在这一章中,我们将描述内镜激光在颈椎前路纤维环成形术中的应用技巧和要点。

**关键词**

椎间盘源性颈痛;颈源性头痛;颈椎间盘退行性变;内镜下颈椎纤维环成形术;Ho:YAG 激光

## 20.1 概述

保守治疗,如物理疗法或药物治疗等,常常对软性椎间盘突出或颈椎间盘退行性变(有或无纤维环撕裂)引起的颈源性轴性疼痛或颈源性头痛疗效不理想。国际头痛学会将颈源性头痛定义为临床和(或)影像证据表明颈椎或颈部软组织内的疾病或病变,已知这些病变能够引起头痛,并伴有以下至少两种症状:①头痛与颈椎病的发病或损伤的出现有时间关系;②颈椎病或损伤改善或解决的同时,头痛已显著改善或解决;③刺激动作使颈椎活动范围缩小,头痛明显加重;④颈部结构或其神经分布被诊断性阻滞后头痛消失[5,6]。尽管仍有一些争议,但激发性椎间盘造影术显示的伴随对比剂进入椎管和一致性疼痛对颈源性头痛的诊断具有价值[4]。椎间盘造影术可以区分疼痛、有症状的椎间盘和无症状的退行性变椎间盘。有一些报道称,颈椎间盘退行性变是顽固性头晕和慢性颈痛的原因,这是由于 Ruffni 小体长入纤维环[2,7]。颈椎前路椎间盘切除减压及椎间融合术(ACDF)是治疗颈椎退行性变的金标准,结果良好,恢复良好[8]。颈椎内镜下激光纤维环成形术也能有效缓解由颈椎间盘突出症和纤维环受损引起的颈椎间盘源性颈痛/头痛,同时还能保留正常的节段运动,减少手术相关并发症[3,9,10]。

**电子补充资料** 本章的在线版本(https://doi.org/10.1007/978-981-16-2206-9_20)包含补充资料和视频,可供授权用户使用。

## 20.2　适应证

适应证是当保守治疗无效的椎间盘突出或颈椎退行性变伴纤维环撕裂引起的颈椎间盘源性轴性疼痛或颈源性头痛。禁忌证有钙化性椎间盘突出症、游离型椎间盘突出、伴有椎间隙变窄的严重颈椎病（椎间隙<3mm）、脊髓型颈椎病、腰椎滑脱、不稳定、骨折、肿瘤或感染[3,9,10]。

## 20.3　手术技术

患者的体位、手术入路和麻醉方法与前路内镜下颈椎间盘切除术相同（见第 15

章）。建议在手术中使用局部麻醉，以确定椎间盘造影术中疼痛的一致性，并监测患者的反应（图 20.1）。在将内镜（CESSYS，joimax GmbH，Germany）引入工作通道后，可观察到蓝色染色的退行性变髓核。纤维环的撕裂和退行性变的椎间盘碎片通常位于纤维后环的中线。在椎间盘造影过程中可见不透射线对比剂向后部渗漏。侧面发射Ho:YAG 激光用于缩小增厚的纤维后环和韧带下的突出部分，并使退行性变的 PLL 变薄（图 20.2）。通过内镜的旋转和倾斜，中央型椎间盘突出需要用激光减压（图 20.3a）。在手术过程中，重要的是要知道内镜在椎间盘间隙后部的位置。由于激光束的内镜工作通道位于内镜的偏心位置，并且激光

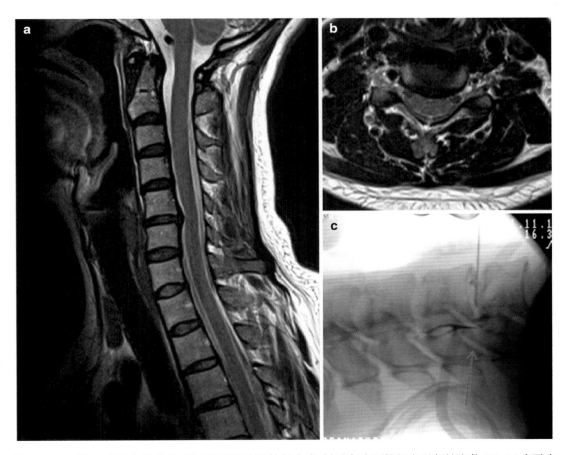

图 20.1　一例 41 岁的女性患者，患有慢性颈痛和枕部头痛，被诊断为颈椎间盘退行性变伴 C5~C6 水平中央型突出。(a,b)在椎间盘造影过程中可见不透射线对比剂向后部渗漏，并诱发一致性疼痛(c)。

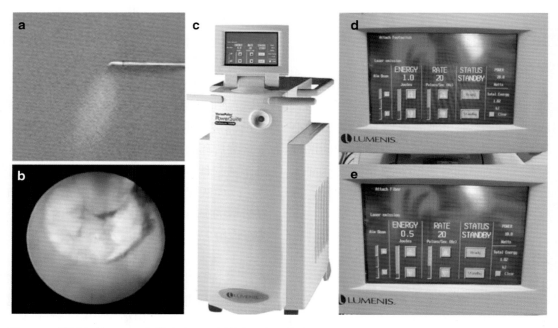

图 20.2　侧面发射 Ho:YAG 激光束(a)及其用于处理纤维后环的用途(b)。激光器(c)及其在初期的设置(d)和后期靠近神经组织的设置(e)。

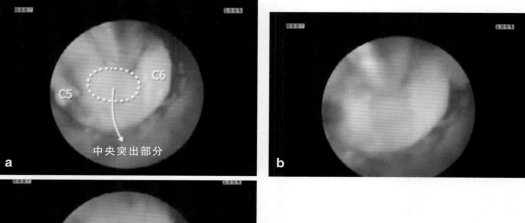

图 20.3　(a)内镜可视化下可见韧带下中央型椎间盘突出。(b)通过倾斜和旋转内镜,侧面发射激光可以处理中央突出部分和增厚的纤维后环。纤维环成形术不需要切除 PLL。(c)手术的目标是从椎间盘间隙的中央对椎间盘后部的头侧至尾侧进行彻底减压。

束朝向侧面,因此必须熟练地操作内镜才能完全减压(图 20.3b)。纤维环成形术不需要切除 PLL。手术的目标是从椎间盘间隙的中央对后终板从头侧至尾侧进行彻底减压(图20.3c)。

## 20.4　术后注意事项

取出工作套管和内镜,皮下缝合伤口并用纱布条覆盖。术后观察 3 小时,24 小时内出院,术后戴软颈托 2 周。

## 20.5　病例说明

### 20.5.1　病例 1

一例 57 岁的女性患者,主诉慢性轴性

颈痛和枕部头痛。经过几年的保守治疗,包括硬膜外阻滞和物理治疗,她的疼痛没有明显缓解。MRI 显示 C4~C5 水平中央型椎间盘突出压迫脊髓。在行内镜下纤维环成形术和突出部分的减压术后,患者的疼痛已经缓解(图 20.4)。

### 20.5.2　病例 2

一例 37 岁的女性患者,表现为慢性轴性颈痛,经 5 年强化保守治疗无效。MRI 显示 C4~C5、C5~C6 和 C6~C7 水平中央型椎间盘突出压迫脊髓,MR 脊髓造影显示部分信号阻断。在 3 个水平进行内镜下纤维环成形术,在这 3 个水平中,椎间盘造影术会诱发一致性疼痛。在行内镜下纤维环成形术和突出部分的减压术后,患者的疼痛得到改善(图 20.5)。

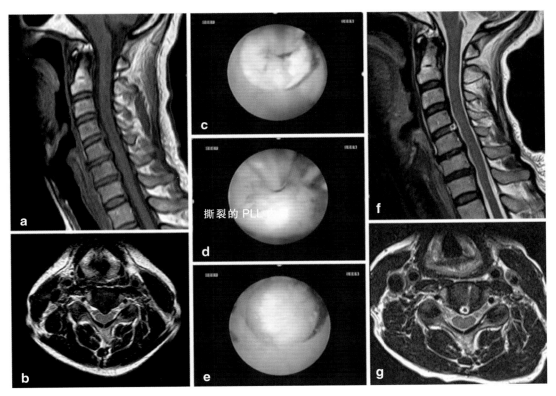

图 20.4　(a,b)一例 57 岁的女性患者,以慢性轴性颈痛和枕部头痛为主诉。术前 MRI 显示中央型椎间盘突出压迫脊髓。(c)用 Ho:YAG 激光去除增厚的纤维后环后,(d)可以识别撕裂的后纵韧带内层。(e)硬膜外腔完全减压,PLL 外层完整。(f,g)术后 MRI 显示脊髓完全减压。

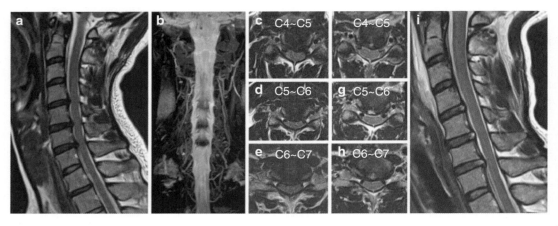

图 20.5　(a~e)一例 37 岁的女性患者,表现为慢性轴性颈痛。MRI 显示 C4~C5、C5~C6 和 C6~C7 水平中央型椎间盘突出压迫脊髓,MR 脊髓造影显示部分信号阻断。(f~i)在椎间盘造影术诱发一致性疼痛的 3 个水平进行内镜下纤维环成形术。在行内镜下纤维环成形术和突出部分的减压术后,脊髓完全减压。

## 20.6　结论

在直接内镜可视化下,结合人工减压和 Ho：YAG 激光热效应的直接减压是治疗颈椎间盘源性头痛和颈痛的安全有效的方法[11]。高分辨率成像内镜的进步和侧面发射激光的出现促进了保留运动节段的内镜下纤维环成形术的发展。

（贾治伟　程枚　译）

## 参考文献

1. He L, Ni J, Wu B, Yue J, Cao G, Guo Y, et al. Coblation annuloplasty in cervical discogenic pain without radiculopathy. Wideochir Inne Tech Maloinwazyjne. 2020;15(2):305–12.
2. Wu B, Yang L, Peng B. Ingrowth of nociceptive receptors into diseased cervical intervertebral disc is associated with discogenic neck pain. Pain Med. 2019;20(6):1072–7.
3. Ahn Y, Lee SH, Chung SE, Park HS, Shin SW. Percutaneous endoscopic cervical discectomy for discogenic cervical headache due to soft disc herniation. Neuroradiology. 2005;47(12):924–30.
4. Motimaya A, Arici M, George D, Ramsby G. Diagnostic value of cervical discography in the management of cervical discogenic pain. Conn Med. 2000;64(7):395–8.
5. Avijgan M, Thomas LC, Osmotherly PG, Bolton PS. A systematic review of the diagnostic criteria used to select participants in randomised controlled trials of interventions to treat cervicogenic headache. Headache. 2020;60(1):15–27.
6. Al Khalili Y, Ly N, Murphy PB. Cervicogenic headache. Treasure Island, FL: StatPearls; 2020.
7. Yang L, Chen J, Yang C, Pang X, Li D, Wu B, et al. Cervical intervertebral disc degeneration contributes to dizziness: a clinical and immunohistochemical study. World Neurosurg. 2018;119:e686–e93.
8. Pang X, Liu C, Peng B. Anterior cervical surgery for the treatment of cervicogenic headache caused by cervical spondylosis. J Pain Res. 2020;13:2783–9.
9. Ahn Y. Endoscopic spine discectomy: indications and outcomes. Int Orthop. 2019;43(4):909–16.
10. Choi G, Pophale CS, Patel B, Uniyal P. Endoscopic spine surgery. J Korean Neurosurg Soc. 2017;60(5):485–97.
11. Lee SH, Ahn Y, Choi WC, Bhanot A, Shin SW. Immediate pain improvement is a useful predictor of long-term favorable outcome after percutaneous laser disc decompression for cervical disc herniation. Photomed Laser Surg. 2006;24(4):508–13.

# 第 21 章

# 激光脊柱手术的潜在并发症

Jeong Hoon Choi

**摘要**

激光脊柱手术后的并发症非常罕见,但在某些情况下,它们可能会变得更严重。激光脊柱手术成功的关键在于保持手术的基本原则、选择合适的患者、重视术前的影像学检查、仔细的手术入路,以及谨慎的激光使用。

**关键词**

并发症;激光脊柱手术;外伤性血肿;感染

## 21.1 概述

激光脊柱手术是一种微创治疗方法,通常是非常安全和有效的,它可以减少发病率和缩短恢复时间。它通常用于开放式显微激光手术($CO_2$ 激光）和经皮内镜激光手术（Ho:YAG 激光）。激光脊柱手术后的并发症非常罕见,但在某些情况下,可能会变得更严重,包括神经根损伤和硬膜囊损伤,并可能导致腹膜后结构破坏和腹部血管/器官损伤[1-5]。腹膜结构和腹部血管/器官损伤会导致严重出血和疾病。术后还可能发生硬膜外和腹膜后腔的血肿、迟发性感染,以及椎体和椎旁/硬膜外软组织损伤[1-5]。激光脊柱手术成功的关键在于保持手术的基本原则、选择合适的患者、重视术前的影像学检查、仔细的手术入路,以及谨慎的激光使用。假设患者选择得当,激光脊柱手术的并发症可能仅与手术本身的并发症有关。

## 21.2 椎间盘炎

激光脊柱手术后的无菌性椎间盘炎与激光热损伤引起的炎症反应有关。无菌性椎间盘炎较少导致严重结果,并在术后几个月内缓解。感染性椎间盘炎是一种主要与手术期间污染有关的细菌感染。感染性椎间盘炎会引起严重症状。激光可引起热损伤,并可能导致终板血管丛坏死,并可能导致潜在性营养性椎间盘炎[1]。因此,较高的激光能量可能会引起椎间盘炎[6]。诊断方法包括增强 MRI、实验室检查、针吸或切开活检等。为了预防椎间盘炎,手术部位应该保持清洁和潮湿,因为水可以立即吸收激光能量。此外,注意不要使用过多的激光,以减少周围组织的热损伤。

## 21.3 神经根与硬膜囊损伤

由于激光束定位不佳或过度使用激光，可能会发生直接神经根和硬膜囊损伤或热神经损伤。这些都会导致新的根性症状或残留症状。有时，即使在患者意识清醒的情况下，不当使用激光并对神经组织造成热损伤也可能不会被察觉[7]。如果在手术过程中检测到任何无痛性肌肉痉挛，手术医生必须立即停止手术并调整激光的方向[7]。谨慎使用激光、注意激光束方向、选择合适能量的激光，以及对邻近神经组织进行连续或频繁地灌注，可以避免这种损伤。

## 21.4 出血：腹膜后/硬膜外和椎旁

腹膜后或椎旁肌肉组织的出血通常是由在椎间孔和孔外空间采用激进的方法所致。这种情况在既往有出血性疾病的患者中更为常见。手术医生必须考虑椎间孔和椎间孔外侧区域的血管供应，因为腰段动脉的终末分支可能是出血灶[8]。过多地探查椎间孔和椎间孔外侧间隙可能会损伤动脉分支。激光损伤硬膜外腹侧血管及止血不当可导致硬膜外血肿。适当和温和的内镜检查、在使用激光时仔细保护血管结构，以及有意识地止血是预防出血并发症的有效方法。

## 21.5 椎体及其下骨髓的热损伤

当使用侧面发射激光系统时，直接热损伤相邻的椎体终板和与该终板对应的骨髓是可能的。侧面发射激光使用过多或能量过高，以及侧面发射激光错位是造成这一并发症的原因。这种损伤可能会导致椎间盘炎。手术医生应注意激光的末端指向正确

的靶点，使用适当能量的激光，并保持持续地灌注，以减少热损伤。

## 21.6 腹部血管和内脏损伤

这是激光使用中的一个重要问题。在应用 $CO_2$ 激光进行椎间盘切除术时，过度使用激光可能会刺穿前方的纤维环并损伤主要血管或肠道[4,9]。谨慎使用激光，保持手术区域湿润以吸收激光能量是预防此并发症的重要措施。手术医生必须知道激光能量的大小和激光束的解剖位置。

## 21.7 结论

手术医生必须认识到激光的物理性能，并在使用中注意。例如，在合适的能量使用时，必须具有准确的解剖知识和病变定位，并保持手术野的湿润。激光脊柱手术的并发症是可以预防的。安全的激光脊柱手术具有精确、精细、微创操作、出血少、肿胀小、创伤小、痛苦少等优点。

（徐教 李佳衡 译）

## 参考文献

1. Singh V, Derby R. Percutaneous lumbar disc decompression. Pain Phys. 2006;9(2):139–46.
2. Farrar MJ, Walker A, Cowling P. Possible salmonella osteomyelitis of spine following laser disc decompression. Eur Spine J. 1998;7(6):509–11.
3. Choy DS. Percutaneous laser disc decompression (PLDD): twelve years' experience with 752 procedures in 518 patients. J Clin Laser Med Surg. 1998;16(6):325–31.
4. Choy DS. Percutaneous laser disc decompression: a 17-year experience. Photomed Laser Surg. 2004;22(5):407–10.
5. Hellinger J. Complications of non-endoscopic percutaneous laser disc decompression and nucleotomy with the neodymium: YAG laser 1064 nm. Photomed Laser Surg. 2004;22(5):418–22.
6. Grasshoff H, Mahlfeld K, Kayser R. Complications of percutaneous laser disc decompression. Lasers in the musculoskeletal system. Heidelberg: Springer; 2001.

p. 343–4.

7. Ahn Y, Lee U. Use of laser in minimally invasive spine surgery. Expert Rev Med Devices. 2018;15(6):423–33.

8. Ahn Y, Kim JU, Lee BH. Postoperative retroperitoneal hematoma following transforaminal percutaneous endoscopic lumbar discectomy. J Neursurg Spine. 2009;10:595–602.

9. Jeong SH, Lee SH, Choi WC. Iliac artery perforation following lumbar discectomy with microsurgical carbon dioxide laser: a report of a rare case and discussion of the treatment. Spine (Phila Pa 1976). 2007;32(3):E124–5.

# 第 22 章

# 激光脊柱手术的未来技术

Young-jin Kim，Junseok Bae

## 摘要

在微创手术时代，激光技术是使外科手术能够通过微小切口进行手术的强大工具之一。目前激光技术在脊柱手术中的应用可分为经皮内镜激光手术和开放式显微镜下激光手术两大类。许多应用于医学的微创手术依赖于机器人工程、计算机和软件科学的研究和开发。随着外科手术器械的进步，激光技术自首次使用以来也得到了巨大的发展，并应用于各种医学手术。预计将激光技术移植到机器人系统上将取代脊柱手术中的许多传统手术。而激光技术本身将进行优化，以克服其先前存在的局限性。在这一章中，我们将描述激光在脊柱手术中的技术前景——自动激光系统和双射照射系统。

## 关键词

激光；自动激光系统；双射照射系统；脊柱外科微创手术；椎间盘切除术

## 22.1 概述

几十年来，随着导航系统、腹腔镜、内镜和显微镜等外科器械的发展，传统手术已经被微创手术所取代。在微创手术时代，手术

医生通过小切口进行手术，而不是选择可能会给患者带来更多痛苦和并发症的大切口进行手术。激光技术是实现小窗口手术的有力工具之一。

随着外科手术器械的进步，激光技术自首次使用以来也得到了巨大的发展，并应用于各种医学手术。自 1962 年美国皮肤科和外科医生 Leon Goldman 使用激光去除文身以来，随着激光技术的发展，激光被广泛应用于各种医学领域，包括血管成形、癌症诊断、癌症治疗、碎石术、激光乳房 X 线检查、医学成像、显微镜、眼科、光学相干断层扫描、前列腺切除、整形外科、激光吸脂、外科手术和美容手术[1]。

激光用于脊柱手术的历史始于 1978 年 Ascher 使用 $CO_2$ 激光切除脊柱肿瘤。然而，在脊柱手术中，激光被最广泛地应用于椎间盘减压术[2]。目前激光技术在脊柱手术中的应用可分为经皮内镜激光手术和开放式显微镜下激光手术两大类。除了外科手术，光生物调节疗法治疗慢性非特异性下腰痛是激光在脊柱疾病中的另一种应用。

在这一章中，我们将描述激光在脊柱外科中的技术前景。在工业、自然科学和医学的多方合作中，有助于预测和实现未来的

技术。

## 22.2 激光脊柱外科的未来技术

今天,许多应用于医学的微创手术依赖于机器人工程、计算机和软件科学的研究和开发。特别是,机器人辅助手术一直是人们关注的焦点,并在医学的许多外科领域发挥着重要的作用。

例如,Zeus 系统(Computer Motion,Inc.,Santa Barbara,CA)和 DaVinci 系统(Intuitive Surgical,Inc.,Mountain View)已被各种学科用于腹腔镜手术,包括胆囊切除术、二尖瓣修复、根治性前列腺切除术和输卵管结扎逆转手术,以及许多胃肠道手术、肾切除术和肾移植[3]。

在神经外科领域,机器人设备被用于进行精确的手术,如脑部立体定向手术和脊柱植入螺钉等仪器操控。像 SpineAssistant 和 Renaissance(Mazor Surgical Technologies,Caesarea,Israel)这样的监督机器人现在被广泛用于脊柱内固定,最近又被批准用于脑领域[4]。

### 22.2.1 自动激光手术

脊柱手术依赖于精细的活动技巧来操作神经组织和稳定的手,通常利用狭小的手术工作通道将附带损害降至最低。此外,手术过程可能漫长而烦琐,容易使外科医生产生精神和身体上的疲劳。因此,脊柱手术实际上可能是导航系统和辅助手术机器人相结合的理想候选[5]。从这一点来看,可以预见,将激光技术移植到机器人系统可以取代脊柱手术中的许多传统手术。

未来激光技术的一个例子是自动激光手术。到目前为止,激光光束的方向是通过安装在显微镜上的操纵杆或脚踏开关手动控制的。而要手动进行安全而精确的激光手术,需要手术医生受到良好的培训和丰富的经验。即使对于熟练的手术医生来说,在微小的术中视野内操纵激光仍然是困难的。因此,自动激光手术有一些优点,并可以减少手术医生错误的风险。自动化可以实现治疗的可重复性和一致性。预期机器人计算机控制的激光束可以提供精确的、非常短暂的激光与组织的相互作用,从而将作为激光主要并发症的热损伤降至最低。使用机器人控制的激光束,使得通过消除手部抖动的冲击来实现安全稳定的移动成为可能。AcuPulse $CO_2$ 激光器与 SurgiTouch 自动化系统(Lumenis, Israel)是自动化和机器人激光手术结合系统之一,它可以实现手动激光治疗无法达到的速度、精度和便利性水平(图 22.1)。

### 22.2.2 双重照射模式

在封闭的间隙内,大量生理盐水灌注的情况下,椎间盘碎片的不规则运动是内镜下腰椎间盘摘除的障碍。在激光手术过程中,由于椎间盘组织的不规则运动,可能会对正常组织造成意外的损害。在泌尿外科也有类似的担忧。在激光碎石过程中,长脉冲模式会造成结石后退。最近,有一种新技术被开发出来,用于高功率 120W Ho:YAG 碎石机,称为 MOSES 效应。其原理是这种碎石模式发出调节的激光脉冲,其第一部分将在激光纤维束和结石之间的水分开,允许第二部分脉冲畅通无阻、更有效地,以及较少后退地击中结石[6]。

MOSES 激光系统(Lumenis,Israel)在一瞬间照射两次激光,提供对结石移动的控制。第一次照射就会产生一个气泡。气泡收缩产生吸引结石的力,如蓝色箭头所示,这种力量被第二次照射所平衡(图 22.2)。MOSES 激光系统有两种模式——接触模式和距离模式。接触模式主要用于近距离接

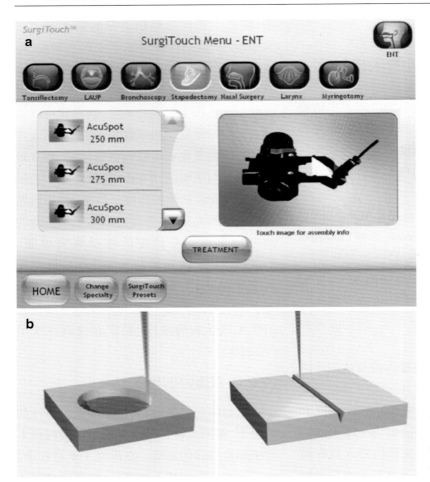

图 22.1 (a)应用指导用户界面。选择专业和应用。(b)通过机器人 Surgi Touch 扫描仪进行自动消融和切割。

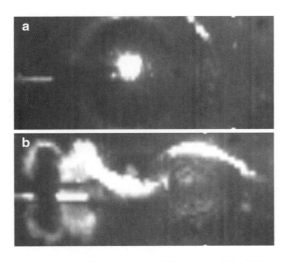

图 22.2 在与结石的近距离接触中。(a)第一照射:气泡膨胀和收缩,结石离纤维探针更近。(b)第二照射:在结石接触纤维探针之前照射另一束激光,结石保持在同一位置。

触,基本作为主要模式。第一次照射较弱,吸引结石或椎间盘组织;第二次照射较强,粉碎结石或椎间盘组织。如果激光束不能到达结石或椎间盘组织,则使用距离模式。由于激光束远离结石或椎间盘组织,因此它具有较强的第一次照射来吸引结石或椎间盘组织,而第二次照射较弱以粉碎结石或椎间盘组织(图 22.3)。

Ibrahim 等研究和比较了常规模式和 MOSES 模式的 Ho 激光碎石术。与常规模式相比,MOSES 技术的碎石时间(23.4 分钟对比 17.5 分钟,$P<0.05$)和总操作时间(53 分钟对比 42.1 分钟,$P<0.05$)显著减少。MOSES 技术的后退现象显著减少(平均分级为 1 分对比 0.4 分,$P<0.05$)[7]。

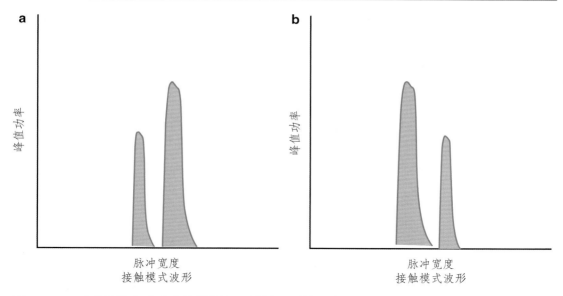

图 22.3　(a)在接触模式下,它有较弱的第一照射来吸引结石(气泡小),而较强的第二照射来击碎结石(气泡大)。(b)在距离模式中,它有更强的第一照射来吸引结石(气泡大),而较弱的第二照射来击碎石头(气泡小)。

已有的激光装置,如 Ho:YAG,已经得到了广泛的应用,但也有一些局限性。激光的有效性是用直接接触结石表面的激光纤维来实现的。假设激光纤维与结石之间的距离越小,在形成气泡时消耗的能量就越少,而用于消融的脉冲能量就越大[8]。同样,在内镜激光椎间盘摘除手术中,在密闭空间内大量生理盐水灌注下,椎间盘碎片的不规则运动会降低激光的有效性。预期 MOSES 激光系统的双射照射模式将有助于克服现有激光装置的这些问题。

## 22.3　结论

随着人工智能、机器人科学和机器学习的进步,激光技术在脊柱手术中也将向前迈进一大步。未来的激光技术将消除机械错误,缩短手术时间,并通过更小的手术通道提供相同甚至更大的切除范围[4]。从这个角度来看,未来的激光技术将使精确、精细和安全的手术成为可能,这是微创脊柱外科手术的主要概念和目标。

（张陇豫　黄梓君　译）

## 参考文献

1. Song KU. Footprints in laser medicine and surgery: beginnings, present, and future. Med Lasers. 2017;6(1):1–4.
2. Ahn Y, Lee U. Use of lasers in minimally invasive spine surgery. Expert Rev Med Devices. 2018;15(6):423–33.
3. Lanfranco AR, et al. Robotic surgery: a current perspective. Ann Surg. 2004;239(1):14–21.
4. Bagga V, Bhattacharyya D. Robotics in neurosurgery. Ann R Coll Surg Engl. 2018;100(6):19–22.
5. Overley SC, et al. Navigation and robotics in spinal surgery: where are we now? Neurosurgery. 2017;80(3S):S86–99.
6. Kronenberg P, Somani B. Advances in lasers for the treatment of stones: a systematic review. Curr Urol Rep. 2018;19(6):45.
7. Ibrahim A, et al. PD53-04 double-blind prospective randomized clinical trial comparing regular and MOSES modes of holmium laser lithotripsy: preliminary results. J Urol. 2018;199:e1047.
8. De Coninck V, et al. Ho:YAG laser lithotripsy in non-contact mode: optimization of fiber to stone working distance to improve ablation efficiency. World J Urol. 2019;37(9):1933–9.

# 索 引

# 共同交流探讨
# 提升专业能力

## ◀■■ 智能阅读向导为您严选以下专属服务 ■■▶

 【推荐书单】　　　专业好书推荐，助您精进专业知识。

 【读者交流】　　　与书友分享阅读心得，交流专业知识与经验。

### 操作步骤指南

微信扫码直接使用资源，无需额外下载任何软件。如需重复使用可再扫码，或将需要多次使用的资源、工具、服务等添加到微信"收藏"功能。

扫码添加
智能阅读向导